Toque-Quântico
O Poder de Curar

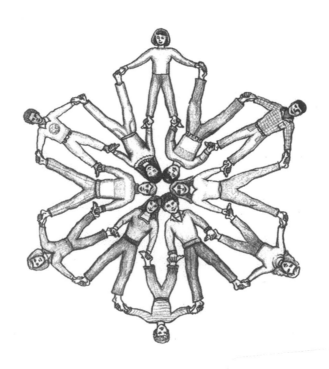

Richard Gordon

Toque-Quântico
O Poder de Curar

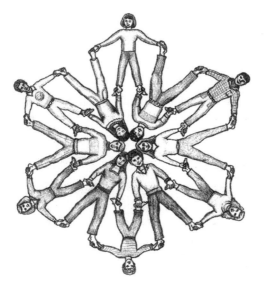

Tradução:
Renata Maria Cordeiro Parreira

Publicado originalmente em inglês sob o título *Quantum-Touch: The Power to Heal*.
Publicado primeiramente por North Atlantic Books, P.O, Box 12327, Berkeley, Califórnia 94712
© 2002, por Richard Gordon
Direitos de tradução e edição para todos os países de língua portuguesa.
Tradução autorizada do inglês.
© 2018, Madras Editora Ltda.

Editor:
Wagner Veneziani Costa

Produção e Capa:
Equipe Técnica Madras

Tradução:
Renata Maria Cordeiro Parreira

Ilustrações:
Eleanor Barrow

Revisão:
Maria Cristina Scomparini
Ana Paula Enes
Augusto do Nascimento

CIP-BRASIL. CATALOGAÇÃO-NA-FONTE
SINDICATO NACIONAL DOS EDITORES DE LIVROS, RJ

G671t
Gordon, Richard, 1948-
O toque-quântico: o poder de curar/Richard Gordon; tradução Renata Maria Cordeiro Parreira; ilustrações de Eleanot Barrow. - 9.ed.
São Paulo: Madras, 2018.
il.
    Tradução de: Quantumm-touch : the power to heal
    ISBN 978-85-370-0217-9
1. Imposição das mãos - Uso terapêutico. 2. Força e energia. 3. Cura. I. Título.
07-1178.   CDD: 615.852
                                                            CDU:
615.852
04.04.07   13.04.07
001193

Proibida a reprodução total ou parcial desta obra, de qualquer forma ou por qualquer meio eletrônico, mecânico, inclusive por meio de processos xerográficos, incluindo ainda o uso da internet, sem a permissão expressa da Madras Editora, na pessoa de seu editor (Lei nº 9.610, de 19.2.98).

Todos os direitos desta edição, em língua portuguesa, reservados pela

MADRAS EDITORA LTDA.
Rua Paulo Gonçalves, 88 – Santana
02403-020 – São Paulo – SP
Caixa Postal 12183 – CEP 02013-970 – SP
Tel.: (11) 2281-5555 – Fax: (11) 2959-3090
www.madras.com.br

Dedicatória

Dedico este livro ao despertar universal de que a cura não é apenas real, mas cuja habilidade é de mais fácil aprendizado. Com o despertar de que a força-vital é inegável e tangível, ofereço este livro como suporte para a criação e o estabelecimento de um novo ramo da ciência baseado no estudo da energia desta força: "Ciência da Força-Vital".

Acredito que, um dia, a Ciência da Força-Vital trará a dimensão da conscientização para o nosso entendimento da física, da química, da biologia, da medicina e da psicologia.

Gratamente, dedico este livro ao nosso futuro comum.

– Richard Gordon

Elogios ao Toque-Quântico

"Para profissionais e pessoas afins, o Toque-Quântico é uma essencial e inestimável ferramenta."

— Alternative Medicine Magazine, 2001

"O Toque-Quântico é fácil de aprender, tem um significativo impacto sobre o sistema energético do corpo e pode mudar profundamente a vida das pessoas."

— Dr. Leonard Laskow, M.D.

"Toda vez que aplico o Toque-Quântico fico pasma com os resultados. É impressionante como a dor dos pacientes passa tão rapidamente em poucos minutos."

— Roberta Horoho, FNP, Médica Assistente

"Na cura pela energia, o curador funciona como lentes focadas na bioenergia, como que atraindo-a focando-a no campo energético da pessoa em processo de cura. É importante que tais "lentes" sejam mais claras possíveis. Na sua simplicidade, o Toque-Quântico faz desaparecer o ego do curador. Tal efeito faz desta obra útil acessório para outras técnicas de curas energéticas, bem como uma excelente técnica em si mesma. Em sua objetividade, o Toque-Quântico fornece bioenergia curativa ao curador, bem como à pessoa que está sendo curada e pode ser a técnica corrente das artes da cura pela energia."

— Dr. Jerry Pittman, M.D.

"O Toque-Quântico é uma habilidade de fácil aprendizado que pode prover equilíbrio, cura, conforto e realinhamento postural. Parabenizo Richard Gordon pelo dom de tornar conceitos difíceis em leitura acessível e pelo seu compromisso de trazer esta obra ao mundo."

– David Kamnitzer, D.C.

"Como procurador, a minha prática levou-me a um natural ceticismo em relação aos chamados e autoproclamados curadores. Depois de ler *Toque-Quântico*, porém, descobri uma técnica para direcionar a energia curadora, que não apenas funciona, mas pode ser aprendida por qualquer pessoa. Fui capaz de aliviar a dor crônica que o meu irmão sente nas costas. As palpitações no coração e as alergias da minha namorada também responderam bem a esse trabalho energético. Recomendo-o a todos."

– John W. Noretto, Esq.

"O Toque-Quântico é um surpreendente método de cura – surpreendente porque é muito simples de aprender. São dadas as ferramentas necessárias para praticá-lo, e funciona!"

– Sandra Alstrand, L.Ac.

"Adoro o Toque-Quântico. Tenho trabalhado com medicina energética há muitos anos, desde os meus primeiros estudos de terapia da polaridade e este livro é uma exaltação do trabalho energético. Uso o Toque-Quântico com os meus pacientes e com a minha família e tenho excelentes resultados."

– Habib Abdullah, D.C.

"O lançamento da obra de Richard Gordon abre as portas para a cura energética destinada a qualquer pessoa com técnicas simples e resultados profundos. O Toque-Quântico é um sistema que todos podem aprender rapidamente e colocar em uso nas suas próprias vidas."

– Chris Duffield, Ph.D.
Professor Visitante na Stanford University

"O Toque-Quântico acessa a energia em um nível essencial para promover, surpreendentemente, rápida e efetiva cura. Recomendo esse método."

– Jacquelyn Lorell, L.Ac.

"*Toque-Quântico* torna um maravilhoso e poderoso sistema legível e de fácil aquisição a todos. Este livro é um dom da iluminação."

– Gloria Alvino, R.Ph.

"Na minha vasta experiência, nunca vi nada que se compare com os resultados positivos do Toque-Quântico. Permite que os jogadores lesionados do time participem de partidas competitivas em pouquíssimo espaço de tempo após uma lesão, e as melhoras parecem continuar mesmo depois das sessões terapêuticas."

– Duane Garner, Técnico do Time de Basquete Masculino do UCSC

"Richard Gordon tem uma insuperável habilidade para explicar a cura energética aos novatos e aos profissionais afins. O primeiro livro de Richard Gordon, *Your Healing Hands – The Polarity Experience*, mostrou a muitos de nós como usar a energia curadora em nossa vida cotidiana. Agora, Richard leva-nos em uma viagem mais profunda, mostrando-nos como ativar os mais profundos níveis de cura. Magistralmente, ele entrelaça a história de suas descobertas do Toque-Quântico com ilustrações excepcionalmente claras que tornam fácil para todos aprender a sua inspiradora e nova técnica. Este livro é inestimável para todos os profissionais da cura. Para o pesquisador, o fenômeno do Toque-Quântico representa uma oportunidade imensa de avanço."

– Jim Oschman, Ph.D.

"Para os praticantes da medicina energética, o Toque-Quântico amplia os efeitos do Reiki e outras técnicas de cura por meio das mãos. Para o leigo, o Toque-Quântico dá força para o indivíduo captar as habilidades de cura inatas que todos nós possuímos."

– Ellen DiNucci, M. A.
Coordenadora do Projeto do Programa de Medicina Alternativa e Complementar da, Stanford University

"O Toque-Quântico é surpreendente! Em apenas dois dias, curou a paralisia do meu ombro que não havia respondido a vários meses de fisioterapia e outras modalidades de cura. Tornou-se, agora, parte integral da minha prática e eu recomendaria veementemente a todos que lessem esta fácil e poderosa técnica."

– Billie Wolf, Terapeuta Ocupacional

"O Toque-Quântico permite facilmente às pessoas comuns centrarem o foco e ampliarem a energia da força-vital para se tornarem extraordinariamente curadoras com as mãos. Aqueles que praticam a terapia da polaridade, massagem ou toque terapêutico podem dar ao seu trabalho uma surpreendente e nova dimensão."

– Heather Wolfe, R.N., Lic. MT
Instrutora Registrada de Terapia da Polaridade
Instrutora do Toque Terapêutico

"Muitíssimo além da quiroprática, fisioterapia ou medicação, o Toque-Quântico aliviou a minha dor crônica nas costas por completo. É um valioso trunfo para enfermeiras que querem dar um passo a mais na carreira e trabalhar em um nível mais alto. A terapia deveria ser estudada em todas as escolas de enfermagem do país. O Toque-Quântico é necessário para transformar o limitado modo pelo qual a enfermagem é comumentemente praticada."

– Lauralyn C. McCurry
RNC, PHN, CARN

"Quando combino o Toque-Quântico com o Reiki ou terapia sacro-craniana, os meus resultados são muito mais efetivos. O Toque-Quântico desperta a mágica nas mãos."

– Roni Frank
Terapeuta Sacrocraniano
Mestre de Reiki

Nota do Editor

A Madras Editora não participa, endossa ou tem qualquer autoridade ou responsabilidade no que diz respeito a transações particulares de negócio entre o autor e o público.

Quaisquer referências de internet contidas neste trabalho são as atuais, no momento de sua publicação, mas o editor não pode garantir que a localização específica será mantida.

Índice

Elogios ao Toque-Quântico 7
Prefácio 13
Introdução 15

Parte I – A Preparação

1. A Descoberta 19
2. Ressonância, Força-Vital e os Princípios do Toque-Quântico 25

Parte II – As Técnicas

3. Técnicas Básicas 37
4. Perguntas Frequentes 61
5. Técnicas Intermediárias 81
6. Técnicas Avançadas 95

Parte III – Aplicações

7. Alterar Postura com a Energia 107
8. Trabalhar em Problemas nas Costas e no Pescoço 121
9. Trabalhar o Corpo por Inteiro 131
10. Autocura 145
11. Curar Animais 151
12. Cura a Distância 157

Parte IV – Outros Temas Essenciais

13. Cura Emocional 167
14. Coisas Divertidas 173

Parte V – A Visão

15. O Futuro da Cura Energética 185
Índice Remissivo 189

Prefácio

Há duas décadas, Delores Kreiger introduziu o conceito de Toque Terapêutico, que tem sido amplamente usado por enfermeiras. Assim como existem muitos caminhos que levam a Roma, há com certeza muitas técnicas de "cura". Para mim, todas essas técnicas são parte de um conceito universal a que chamo "cura sagrada".

Encontrei pessoalmente Richard Gordon e fui treinado por ele na sua modalidade de cura, o Toque-Quântico. Muitos membros do meu *staff* também foram treinados e somos capazes de demonstrar que o Toque-Quântico, mesmo sem tocar no paciente (!), é capaz de mudar o eletroencefalograma. Muitos pacientes nossos obtiveram um alívio sintomático. O alívio rápido da dor e a resolução de curar-se depois de uma cirurgia do dente do siso foram observados em uma jovem senhora. No seu livro, *We are All Healers*, Sally Hammond, há cerca de 25 anos, enfatizou a habilidade potencial de cura de cada ser humano. O Toque-Quântico surge como a primeira técnica capaz de verdadeiramente nos mostrar que podemos ser curadores.

Sinceramente,
Dr. C. Norman Shealy, M.D., Ph.D.
Fundador do Instituto Shealy de Saúde para Todos
Presidente-Fundador da Associação Médica Holística Americana
Pesquisador e professor de Psicologia do Instituto Forest de Psicologia Profissional

Introdução

O Toque-Quântico é um método de cura pelas mãos que literalmente deve ser visto para ser acreditado. Empregando apenas um rápido toque em si mesmo ou em outros, é possível acelerar profundamente a resposta de cura do próprio corpo. O efeito é tão imediato e extraordinário que se podem ver, de fato, ossos realinharem-se por si mesmos no corpo, espontaneamente, apenas com um leve toque. A partir do momento em que o corpo decide onde colocar esses ossos, não será mais necessário preocupar-se com isso. Além de realinhamento estrutural, dores e inflamações são rapidamente amenizadas, enquanto órgãos, sistemas e glândulas entram em equilíbrio.

Para habilitar-se ao uso do Toque-Quântico, basta aprender várias técnicas de respiração, meditações de despertar corporal e posições das mãos. Aqueles que utlizam os princípios e técnicas deste livro podem tornar-se praticantes altamente capazes da noite para o dia. Isso se dá porque a habilidade para curar faz parte da natureza humana. Assim como os carros novos saem da linha de montagem equipados com volante, janelas e portas, a habilidade de ajudar a curar é automaticamente construída no sistema interno de cada um. Assim como seguramente as crianças são dotadas da habilidade de andar, falar, rir, chorar e amar, todos temos a maestria de ser praticantes da cura.

Uma vez que se tenha aprendido o Toque-Quântico, é impossível esquecer-se do seu procedimento. O processo é parecido com andar de bicicleta; antes de começar, a ideia de sentar-se de frente para o guidão provavelmente pareceria impossível por completo. A primeira vez em que se fica em cima da bicicleta parece um milagre; mas depois de algum tempo, isso se torna de todo natural e previsível. Quando forem observados pela primeira vez os resultados do uso do Toque-Quântico, a experiência será em geral surpreendente e inesquecível. Como guiar uma bicicleta, o que parecia milagroso, com o tempo se tornará natural e até mesmo previsível. Além disso, haverá grande alegria e satisfação em saber que se pode ajudar os outros nos seus processos de cura. Uma pequena nota de precaução: acredito que essa alegria é contagiosa.

Deepak Chopra escreveu: *"Para conseguir a resposta curadora, é preciso passar por todos os níveis grosseiros do corpo – células, tecidos, órgãos e sistemas – e chegar em uma junção entre mente e problema, no ponto em que a consciência realmente começa a ter efeito"*. Acredito que há semelhante ponto na intersecção da consciência com o problema, que essa junção existe em um nível quântico (subatômico), e que essa extraordinária conexão entre mente e problema nos é acessível por meio do amor e da intenção. Elevando o poder inato do nosso amor, podemos dinâmica e positivamente ativar o processo de cura do nosso próprio corpo. Do DNA aos ossos, todas as células e sistemas esforçadamente respondem à vibração curadora do nosso amor.

O que vem a seguir são coisas que eu quero que todos saibam sobre o Toque-Quântico:

Os praticantes da modalidade de cura pelas mãos, que estudaram o Toque-Quântico nos Estados Unidos, no Canadá e na Europa, disseram-me que essa técnica aumentou significativamente o poder ou a eficácia da sua prática curadora. Os quiropráticos acham que tal técnica é uma forma avançada de quiroprática; os fisioterapeutas acham que é uma maneira mais eficaz de fisioterapia; do mesmo modo, os acupunturistas disseram-me que o Toque-Quântico funciona como uma forma avançada de acupuntura; os mestres do Reiki chamam-no de *"poder do Reiki"* ou *"turbocarga do Reiki"*. O Toque-Quântico mescla-se, ao que tudo indica, com muitas outras técnicas para possibilitar a sua eficácia: massagem, shiatsu, tai-chi, acupressão, polaridade, sacrocraniana, toque terapêutico, toque curador, e assim sucessivamente.

O Toque-Quântico é uma maravilhosa e única terapia para pessoas sem treinamento prévio. Pode muito bem ser a técnica de cura mais fácil de aprender. Quase todos podem realizar um trabalho extraordinário de cura após dois dias de treinamento. É tão fácil que é possível ser aprendida neste livro e as crianças podem aprender a fazer um trabalho quase que de imediato.

A terapia possibilitará às pessoas aliviarem uma tremenda carga de dores e sofrimentos de amigos e parentes. É, realmente, uma das habilidades essenciais da vida que todos nós deveríamos conhecer.

Em um nível puramente egoísta e pessoal, quero viver em um mundo onde a cura seja considerada real, onde a cura seja universalmente praticada e onde a humanidade e a boa e generosa natureza possam diretamente expressar-se. Para esses e muitos outros desejos do coração, convido o leitor a juntar-se a mim em uma maravilhosa viagem de descoberta: a descoberta do Toque-Quântico.

> *"Não é importante saber todas as coisas; só as coisas importantes."*
>
> *– Miguel de Unamuno*

Capítulo 1

A Descoberta

Parte I — A PREPARAÇÃO

Uma bênção inata

A cura é real.
Qualquer pessoa pode realizá-la.
O amor de qualquer pessoa tem impacto e valor.
O seu amor tem impacto e valor.

A habilidade para trabalhar como curador é simplesmente um dom. É um dom interno que precisamos apenas descobrir. Essa habilidade é inata.
É como um equipamento padrão que acompanha todos nós – está imbricada no sistema.

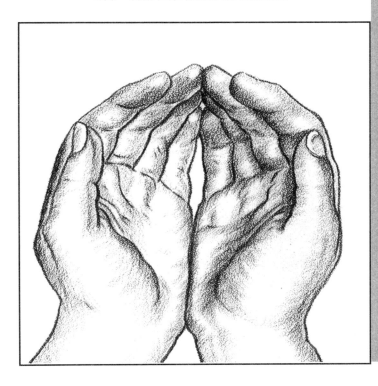

Pausa para o café

"Minha mãe está sofrendo com muita dor. Será que ela poderia sentar-se aqui, por favor?", perguntou uma mulher que aparentava uns 60 anos. Imediatamente, minha amiga e eu, que estávamos folheando um livro de ilustrações, levantamo-nos do banco da livraria e convidamos as mulheres a sentarem-se em nossos lugares. A senhora mais idosa estava inclinada para a frente e respirava com muita dificuldade quando se sentou, com vagar e muita dor. Então perguntei à filha qual era o problema, mostrando preocupação no caso de ela precisar de ajuda. Informaram-me que a mãe sentia uma dor muito forte nas costas.

Por cerca de trinta segundos, perguntei a mim mesmo se deveria ou não me envolver naquela situação, mas o curador dentro de mim falou mais alto. Expliquei à filha que, na minha profissão, utilizo uma forma de cura em que toco muito levemente a área dolorida e perguntei se a mãe dela gostaria que eu assim o fizesse. Ela falou com a mãe em francês, a qual concordou com minha proposta. Tipicamente, eu transformo em consultório qualquer lugar em que estiver em um dado momento. Tenho sido visto com frequência conduzindo sessões de cura em concertos, palestras, cinemas, campos de golfe, seminários, supermercados ou em qualquer outro lugar. Chamo essas sessões de "pausa para o café".

Pedi à mãe que apontasse para o lugar em que doía. A filha traduziu e que logo em seguida ajoelhei-me com as mãos na base da coluna daquela senhora. Ela respirava ofegante e tinha o semblante transfigurado pela dor. Quando comecei a fazer "fluir energia" pelas minhas mãos cerca de cinco minutos, o semblante da mãe ficou sereno; as duas mulheres levantaram-se, sorriram para mim e saíram caminhando da livraria sem mais uma palavra.

Imediatamente, recostei-me no banco e peguei o livro, pronto para prosseguir do ponto em que havia parado. No entanto, fiquei surpreso pelo fato de a minha amiga estar visivelmente abalada com a experiência. Embora mantivéssemos uma amizade casual por vários anos, ela nunca havia visto eu me deparar com o ceticismo das pessoas. "Como pode simplesmente pegar um livro depois de uma experiência como essa?", perguntou minha amiga, como quem exige uma justificativa. Então expliquei que curas são, por assim dizer, experiências cotidianas. Embora experiências do gênero tenham sido chocantes para mim quando comecei a realizar o Toque-Quântico, ao longo dos anos fui acostumando-me com elas, aprendendo até mesmo a contar com que elas aconteçam!

Os primeiros choques

Ao longo de muitos anos, acontecimentos como o narrado se tornaram, relativamente, lugar-comum para mim. Mas, por vezes, esqueço que para muitas outras pessoas ocorrências desse tipo podem representar um considerável choque para o seu sistema. Falando honestamente, não foram poucos os choques sofridos por mim tão logo comecei a aprender a realizar esse tipo de trabalho.

Quando o meu primeiro livro, *Your Healing Hands – The Polarity Experience,* estava para ser lançado em 1978, uma amiga insistiu para que eu participasse de um evento que seria liderado por um notável curador. Logo no início do evento, fui surpreendido pelo fato de que um senhor quieto e parrudo, de cerca de 60 anos, que se havia sentado sozinho, sem conversar com ninguém, era a pessoa que lideraria o grupo.

Devo explicar que naquela época específica de minha vida, eu sentia bastante orgulho de mim mesmo. Afinal, era um jovem de 28 anos, em plena forma, que estava prestes a se tornar o primeiro autor do único livro de divulgação da disciplina "terapia da polaridade". Eis que entra Bob Rasmusson, o líder. Bob, um contador de histórias nato, foi absolutamente casual e direto quando começou a narrar uma série de contos que pareciam de todo inverossímeis para mim. Ele então pediu que um dos seus ouvintes fosse voluntário. Quem primeiro se ofereceu foi a amiga que me havia convidado para a palestra.

Despendemos alguns minutos examinando a postura da voluntária. Eu nunca notara que ela tinha uma profunda curva em forma de "S" na espinha dorsal: um ombro era muito mais alto que o outro, uma extremidade do quadril mais alta do que a outra e assim por diante. Bob trabalhou da maneira mais simples e direta possível, tocando ora um lugar, ora outro. Ele demonstrou claramente que a protuberância occipital (na base do crânio) estava gravemente desalinhada. Começou então a inspirar grandes quantidades de ar e a tocar levemente a base de crânio da minha amiga por não mais que alguns segundos. Em um instante, a ossatura parecia regular por completo. Ele prosseguiu tocando os quadris, os ombros e correndo as mãos pela espinha. Para ser franco, não podia acreditar no que estava vendo, assistindo ao que parecia ser os ossos derretendo-se e movendo-se até o posicionamento correto. Em cerca de dez ou quinze minutos, a espinha dorsal de minha amiga estava quase de todo corrigida, com os quadris e os ombros perfeitamente alinhados. Para dizer o mínimo, eu estava muito espantado!

Naquele momento, cheguei a três importantes conclusões: primeira, que Bob Rasmusson tinha algum tipo de dom raro e inacreditável; segunda, que ninguém nunca seria capaz de aprender a fazer aquilo; terceira, que eu próprio jamais seria capaz de aprender aquilo. Ao final daquele dia, eu mesmo já conseguia, ainda que de maneira incipiente, mudar as posições dos ossos com um leve toque. Isso me impressionou muito. Por sorte, eu estava errado em todas as minhas conclusões.

Então, logo me tornei amigo e vizinho de Bob e ia visitá-lo com frequência em sua casa, observando como trabalhava e tentando descobrir como e por que ele era tão mais poderoso que as pessoas por ele treinadas. Nos dois anos seguintes eu treinava por horas, todos os dias, praticando o fluir da energia. Ao longo do tempo, tornei-me criativo nas minhas tentativas e fui descobrindo novas maneiras de ampliar a energia e aumentar a minha força. Tinha chegado a um ponto em que Bob passou a apreciar ter-me trabalhando nele.

Margery

Creio que o maior choque que tive na execução desse trabalho de cura aconteceu aproximadamente dois anos após ter aprendido a técnica básica com Bob. Estava em Los Angeles mostrando o Toque-Quântico para um grupo de oito pessoas. Margery havia se prontificado a ser voluntária na minha demonstração. Ela tinha um caso grave de osteoporose e estava tão inclinada para a frente que os seus olhos se voltavam para o chão enquanto caminhava. Pedi-lhe que vestisse a blusa de botões ao contrário para que lhe pudéssemos observar as costas em detalhe.

Fiquei chocado quando vi a sua espinha dorsal pela primeira vez. Cada vértebra estava gravemente desalinhada. Uma das vértebras encontrava-se bastante deslocada para a esquerda; a vértebra, imediatamente abaixo dessa estava ainda mais deslocada para a esquerda, mas a seguinte estava enormemente deslocada para a direita. Alguns ossos estavam salientes demais, de uma forma que eu jamais imaginara ser possível, assemelhando-se mesmo a ossos de dinossauro. Depois de observar a espinha de Margery, ficava fácil entender por que ela caminhava tão arqueada.

Comecei, então, a energizar-lhe a espinha dorsal, trabalhando em uma vértebra de cada vez por um ou dois minutos, descendo em seguida para a próxima e repetindo a operação. Depois de cerca de quinze minutos, algumas pessoas no grupo começaram a fazer comentários do tipo "Está mesmo melhorando ou é a minha imaginação?" Mais quinze ou vinte minutos e os comentários mudaram para "Tenho certeza de que está melhorando". Parecia que os ossos iam, enfim, encontrando melhor alinhamento. Após os seguintes quinze minutos, os comentários já haviam mudado para "Meu Deus, está muito melhor!" Ao final de uma hora e quinze minutos, estávamos todos atônitos por completo.

Eu não podia acreditar no que via. Cada uma das vértebras da espinha dorsal de Margery estava agora em uma linha reta. As vértebras antes deslocadas para fora, pareciam agora em posição bem mais natural. Além disso, aquelas deslocadas para dentro pareciam ter voltado ao lugar correto.

Margery levantou-se, e, de repente, percebi que era muito mais alta do que eu, ao passo que quando ela estava arqueada os nossos olhos ficavam na mesma altura. A filha de Margery entrou na sala e começou a chorar ante a cena da mãe em pé, ereta. As pessoas na sala não paravam de falar sobre o ocorrido e eu estava tão atônito quanto qualquer um deles.

Quando retornei à casa do meu amigo em Los Angeles, e onde estava hospedado, os acontecimentos do dia tinham de fato mexido com as minhas convicções. Recordo-me de estar sentado no chão, encostado na parede, pensando no que havia ocorrido. De repente, ouvi uma voz alta, perfeitamente real na minha cabeça, dizendo: "AQUILO NÃO ACONTE-CEU!". Por um momento, realmente acreditei no que ouvia. Então, protestei comigo mesmo, lembrando que as pessoas comentaram como tinham visto a espinha dorsal de Margery melhorar gradualmente, como as vértebras se moveram até ficarem realinhadas. Lembrei-me de como ela ficou em pé, ereta, chorando de gratidão, com sua filha. "Não", protestei, "isso realmente aconteceu! Isso é real".

O coelho

O próximo choque foi bem mais suave. Minha amiga Carol estava hospedada em casa e, como a Páscoa se aproximava, ela trouxe um filhote de coelho. Um dia, ao voltar para casa, notei que a simpática pequena criatura não estava na caixa e tinha deixado pequenos tufos por toda parte. Então, decidi capturar e colocar o sr. Coelho de volta na caixa. Depois de alguns minutos perseguindo-o pela casa, finalmente consegui acuá-lo.

Quando segurei o pequeno corpo nas mãos, podia senti-lo tremendo de medo e fiquei imaginando o que aconteceria se eu começasse a radiar energia no pequenino. Após um ou dois minutos de energização, senti o tremor parar e os seus pequenos músculos relaxarem sob minhas mãos. Ainda curioso, decidi continuar a radiar energia. Dois minutos depois, o coelho fez algo inesperado: esticou as patas dianteiras para a frente o máximo que conseguiu, e as patas traseiras para trás, com o mesmo esforço, e ali permaneceu, deitado e totalmente relaxado. "Isso é legal!", pensei. Continuei a radiar energia no corpo do pequeno animal e, de súbito, o coelho virou de bruços com as patas esticadas e com a minha mão em sua barriga. Ele parecia que estava passando um dia agradável na praia, esticado, tomando um drinque sob a luz do sol. Eu nunca tinha visto um coelho comportar-se assim, tampouco soubera que isso fosse possível. Naquele momento, comecei a perceber que coisas verdadeiramente incríveis podem acontecer durante essas sessões.

A vesícula de Bob

Um dia, pela manhã, recebi um telefonema dizendo que Bob Rasmusson tivera uma crise na vesícula, estava com muita dor e não conhecia nenhum curador em Los Angeles. Perguntaram se eu me importaria de ir de Santa Cruz a Los Angeles (sete horas de carro) para trabalhar no problema dele. Cancelei meus planos para aquele dia e em vinte minutos estava no meu carro a caminho de Los Angeles para vê-lo.

Quando cheguei ao hotel onde estava hospedado, ele estava na cama. Disseram-me que os médicos queriam remover a vesícula biliar. Bob não gostava da ideia de ser cortado por estranhos para que lhe tirassem um dos seus órgãos vitais. Então, subi à cama, coloquei as mãos sobre a vesícula dele e comecei a radiar energia. Como você aprenderá mais adiante neste livro, esse trabalho é muito focado e requer grande esforço e trabalho de respiração da parte do praticante. Uma hora e meia depois, Bob já não sentia mais dor. Suara intensamente na última parte da sessão. Levantou-se, tomou uma ducha e retornou dizendo apenas obrigado e que estava sentindo-se bem. Voltei para Santa Cruz naquela noite. Treze anos depois, fiquei sabendo do resultado completo daquela sessão. Bob nunca mais tivera problemas na vesícula.

Esses primeiros "choques" foram muito úteis na minha evolução com o Toque-Quântico. O ato de presenciar ossos sendo alinhados subitamente é algo que não me espanta mais. O maior choque que enfrento agora é ver os meus alunos fazendo coisas que nunca fiz. Hoje, eu não me surpreendo tanto. Estou, sim, profundamente tocado por gratidão e encantamento.

Capítulo 2

Ressonância, Força-Vital e os Princípios do Toque-Quântico

Parte I

A PREPARAÇÃO

Embaixo da superfície da nossa percepção, existe um vasto mundo de vibrações. Como besouros d'água marulhando incansavelmente na superfície de um lago, em geral, nós deixamos de perceber os extensos domínios que existem imediatamente abaixo da linha da água da nossa percepção imediata.

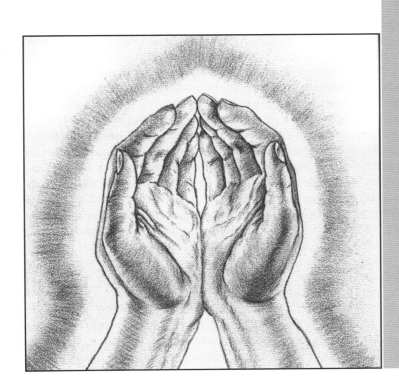

Ressonância

Existem um mistério e um deslumbramento no funcionamento, aparentemente simples, da ressonância. Das galáxias ao mundo subatômico, toda a gente e todas as partículas dançam sob o seu poder.

Se um piano e um violão estiverem ambos afinados e uma determinada nota fosse tocada no piano, a corda com a nota correspondente no violão também vibraria. Ondas sonoras movendo o ar transferem energia acústica do piano para o violão. Da mesma forma, osciladores afinados, isto é, objetos que podem vibrar na mesma frequência, requerem pouquíssimo esforço para transferir energia de um para outro. No exemplo citado, a corda do violão absorve as ondas de energia vindas do piano, porque ambos estão afinados na mesma frequência. Sempre que houver osciladores afinados de maneira similar, eles formarão o que chamamos de sistema ressonante. A corda do violão ressona com a corda do piano e vice-versa.

Se aqueles relógios antigos de pêndulo forem instalados em uma parede com os respectivos pêndulos balançando de forma descompassada entre si, em questão de dias os pêndulos entrarão em harmonia. Nesse caso, a energia transferida através da parede comum será suficiente para os pêndulos entrarem no mesmo compasso. Esse é um fenômeno pelo qual dois sistemas, configurados de maneira semelhante, harmonizam o seu movimento e energia para entrarem no mesmo ritmo e sincronia. Tal fenômeno também ocorre na área da eletrônica. Quando se tem dois circuitos oscilando de maneira semelhante, vibrando em frequências comuns, o circuito mais lento vai acelerando até alcançar a velocidade do mais rápido. Em ambos os exemplos, podemos ver como a energia é transferida, em dois sistemas com afinação parecida, de um para o outro.

O que podemos inferir de tudo isso? Em primeiro lugar, quando dois sistemas oscilam em frequências diferentes, existe uma força impelindo ambos os sistemas para transferir energia um ao outro. Essa força é chamada ressonância. O segundo ponto é que, quando dois sistemas com afinação similar vibram em frequências diferentes, existe um outro aspecto dessa transferência de energia, chamado sincronização, que faz com que os sistemas se harmonizem e vibrem na mesma frequência. Sincronização é o processo pelo qual as coisas alinham, conjuntamente, seu movimento e energia para se igualarem em ritmo e harmonia.

Esse fenômeno parece existir também em sistemas biológicos. Nas noites quentes, em muitos lugares do planeta, um grupo de vaga-lumes pousados em uma árvore acende-se e apaga-se aleatoriamente. Em um curto espaço de tempo, o acender-se e o apagar-se passa a acontecer de maneira coordenada entre eles. Muitas vezes, ouvi grilos e sapos entrando no mesmo ritmo e coordenando os sons entre si. Nesses casos, a natureza acha útil, ou quiçá econômico, coordenar os indivíduos ritmicamente. Talvez por um processo ainda mais misterioso, mulheres que moram na mesma casa ou alojamento descobrem que, ao longo do tempo, o seu ciclo menstrual entra em consonância rítmica. Cientistas descobriram que até mesmo corações extraídos de animais e mantidos vivos em laboratório, quando colocados um ao lado do outro, começam a bater em uníssono. O processo parece ser universal.

Itzhak Bentov estava absolutamente certo no seu fascinante livro, publicado em 1977, *Stalking the Wild Pendulum*. Ele afirma que "Nós podemos olhar para as doenças como um comportamento desafinado de algum órgão do nosso corpo. Quando um forte ritmo harmônico dentro do padrão original de interferência das ondas é aplicado ao órgão, este pode entrar em sincronia novamente". O autor postula que essa teoria pode explicar por que a cura pela energia de fato funciona. Eu concordo.

Quando dois objetos estão vibrando em frequências diferentes em ressonância e sincronia, ou haverá uma elevação da vibração mais baixa, ou uma diminuição da vibração mais alta, ou, então, as duas vibrações se encontrarão em algum ponto entre uma e outra. Os praticantes do Toque-Quântico aprendem, por meio de técnicas de respiração e meditação, a aumentar a vibração das mãos para uma frequência muito alta. Quando colocam as mãos perto de alguém que está sentindo dor, o corpo do paciente, como um circuito em frequência parecida, irá ressonar, harmonizando-se com as mãos do praticante. O amor é a vibração universal que permite às pessoas transferirem energia curadora entre si.

No seu livro, *Loving Hands Are Healing Hands,* Bruce Berger afirma que "a Ressonância solidária descreve a tendência de dois tipos de onda, com o mesmo grau de curvatura, a vibrarem em consonância, energizando e comunicando-se universalmente entre si. Dessa maneira, as formas das ondas de mesmo comprimento e frequência vão sincronizar-se e influenciar umas as outras ao longo de toda a criação. Essa é a chave para a compreensão de uma das dinâmicas que sustentam a criação, bem como para compreender a nossa teoria do corpo como a energia de sons sagrados".

Ao trabalhar com o Toque-Quântico, o praticante mantém a mais alta vibração de que é capaz, que se torna a frequência dominante. O "curador" (também conhecido como cliente ou paciente), isto é, a pessoa cujo corpo está se curando, irá simplesmente entrar em sincronia e igualar-se à vibração do praticante. Um líder espiritual chamado Lazaris disse uma vez: "A definição de um grande curador é alguém que estava muito doente e se restabeleceu rapidamente". Na minha opinião, qualquer indivíduo que tem a pretensão de ser capaz de curar outros é ignorante, ou equivocado, ou arrogante, ou iludido. Na verdade, tudo o que os praticantes fazem é prover a energia ressonante para permitir que os outros curem a si próprios.

O praticante simplesmente retém uma energia muitíssimo forte e harmonizadora, e a energia do curador iguala-se àquela vibração. A inteligência inata do corpo da pessoa que recebe a energia fará tudo aquilo que o corpo considera útil para que a cura de fato aconteça. O corpo cura a si próprio com impressionantes níveis de inteligência. A civilização ocidental costuma considerar a habilidade inata do corpo para se curar como óbvia, mas o corpo é o verdadeiro curador. Se olharmos para as células do nosso corpo, veremos que temos centenas de bilhões de células que estão constantemente se alimentando do oxigênio e da comida que comemos e liberando dióxido de carbono e outras substâncias inaproveitáveis. Essas mesmas células também estão ocupadas em reproduzir-se e autocurar-se, por meio de milhares de mudanças microscópicas que ocorrem minuto a minuto, todos os dias! É reconfortante não ter de acompanhar toda essa atividade de perto, visto que tenho problemas suficientes quando tento lembrar onde coloquei as minhas chaves.

Sem as técnicas de respiração e meditação que aprendemos no Toque-Quântico é até possível que o praticante desça ao nível de vibrações do cliente, ficando assim esgotado com a experiência. Entretanto, isso não ocorrerá no Toque-Quântico se for respeitada a condição de que usemos as técnicas para sustentar uma ressonância naturalmente alta.

Talvez, no futuro, os curadores sejam conhecidos como médicos da ressonância.

Força-Vital

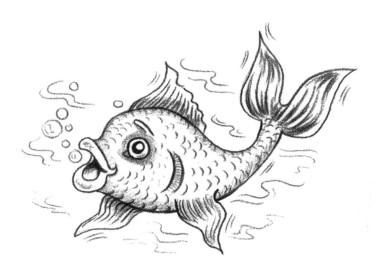

"Não, não tenho a menor ideia do que é água", disse o peixe.

"Qual a razão da pergunta?"

A todo instante, cada um de nós é inundado pelo perpétuo movimento da energia da força-vital que flui através e ao redor do nosso corpo. Assim como o peixe que não tem noção do conceito de água, só as modernas culturas ocidentais ainda negam a existência da força-vital. De acordo com as regras inerentes ao método científico, qualquer evento precisa ser mensurável para que a sua existência possa ser aceita. Visto que os cientistas não possuem uma instrumentação sensível o suficiente para medir ou provar a existência de uma força-vital, eles se veêm na posição de negar que ela seja real. Analogamente, seria como negar a existência de um canal de televisão porque o seu aparelho não o recebe. Seria também como negar a existência do amor porque não somos capazes de medir o seu tamanho ou peso em uma escala.

Força-vital é a energia que diferencia o que está vivo daquilo que não está, é a corrente da vida em movimento, reconhecida, admirada e utilizada por diversas culturas em todo o mundo por milhares de anos. Os chineses chamam-na de "Chi", e os japoneses, de "Ki". Esses países e muitos outros utilizam a energia em várias técnicas de cura por meio de massagens, acupuntura, além de diversas formas de artes marciais. Os iogues indianos chamam a energia de "Prana" e têm usado o conhecimento para atingir níveis mais altos de consciência por meio das práticas de ioga, pranayama, meditação, e várias práticas de cura. Os kahunas do Havaí referem-se a esse fenômeno como "Mana" e também o utilizavam para cura próxima entre praticante e paciente, cura a distância e também para orações.

É irônico que todas as pessoas sintam, de fato, a força-vital dentro de si em todos os momentos, todos os dias. Elas simplesmente não têm consciência de que a estão sentindo. Para a maioria de nós, as sensações da força-vital são análogas aos sons em segundo plano, vindos da rua, que ouvimos em nossa casa. Ficamos tão acostumados a eles que deixamos de notá-los. De fato, só conseguimos ouvir o som dos carros na rua quando paramos o que fazemos e prestamos atenção. Por vezes, as coisas mais ruidosas e óbvias são as últimas a serem vistas ou reconhecidas. A força-vital funciona exatamente dessa maneira. Entretanto, a despeito da falta de consciência da força-vital, ela é facilmente percebida pela maior parte dos indivíduos sem muito esforço. Nós apenas precisamos saber como procurá-la.

Talvez exista um tipo de entendimento intuitivo da força-vital e de Prana, até mesmo dentro do nosso idioma. Quando alguém morre e a sua vitalidade e força-vital abandonam o corpo, dizemos que a pessoa "expirou". Da mesma forma, quando alguém experimenta um extraordinário fluxo criativo, nós o descrevemos como "inspirado". "Inspirar" e "expirar" são as mesmas palavras que usamos para descrever o processo de respiração, que é, talvez não por acaso, a principal fonte de Prana.

Em suma, a energia da força-vital é a corrente em movimento, a corrente animada da vida operando com um nível de inteligência que confunde a imaginação humana. A força-vital permeia todas as coisas vivas.

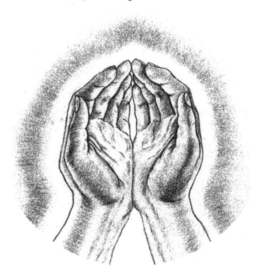

A ciência da energia da força-vital

A real existência da energia da força-vital tem sido fartamente documentada por, literalmente, milhares de estudos. Cura a distância e preces em situações controladas de laboratório têm-se mostrado viáveis e produzido efeitos dramáticos em bactérias, lêvedos e outros organismos unicelulares, assim como em DNA, enzimas e produtos químicos. Tem-se pesquisado intensamente os seus efeitos em plantas, animais e, claro, em seres humanos.

O fato de essas pesquisas não terem chegado aos livros escolares e aos cursos do terceiro grau pode ser explicado, em minha opinião, mais por razões da política envolvida na atividade científica que pela validade das descobertas. Nas palavras do sociólogo Marcell Truzzi, "Em ciência, ideias não convencionais são raramente bem-vindas por aqueles que se beneficiam com a situação estabelecida no momento". Se o leitor se interessa em ler mais sobre as pesquisas mencionadas, eu sugeriria os seguintes livros:

Energy Medicine: The Scientific Basis
James L. Oschman Churchill
Livingstone, Inc., 2000

Spiritual Healing: Scientific Validation of a Healing Revolution
Daniel Benor
Vision Publications, 2001

Vibrational Medicine
Richard Gerber
Inner Traditions International, Limited 2001
Infinite Mind: Science of Human Vibrations of Consciousness
Valerie V. Hunt
Malibu Publishing Company, 1996

É possível também entrar em contato com a *International Society for the Study of Subtle Energies and Energy Medicine*, também conhecida como ISSSEEM.
http://www.issseem.org

A verdadeira mágica do toque é a energia da força-vital

Por décadas, médicos e psicólogos têm feito elogios ao enorme valor e importância do toque. Estudos demonstram que bebês que não são tocados não crescem tão rápido quanto aqueles que são segurados regularmente. Além do crescimento lento, tais bebês têm, geralmente, o sistema imunológico enfraquecido e estão mais sujeitos a enfermidades. Os bebês que são carentes ao extremo na sua necessidade de toque humano podem também vir a sofrer distúrbios emocionais e até mesmo comportamento violento. Estudos em psicologia também mostraram o impacto devastador em macacos, isolados das mães, que não são tocados.

Sendo a privação do toque um tipo de abuso, então seria racional supor que a sua abundância seja saudável e benéfica. No excelente livro de Jean Liedloff, *The Continuum Concept*, ela discute como as crianças da tribo Yequana, que vivem na "idade da pedra", em uma "primitiva" comunidade nas florestas do Brasil, eram seguradas constantemente quando muito jovens. À medida que cresciam, tais crianças não demonstravam comportamento violento. Após dois anos e meio vivendo na tribo, Liedloff observou que as crianças obedeciam, com boa vontade, aos mais velhos, que as crianças menores brincavam umas com as outras sem discutirem ou brigarem. Consideremos agora a nossa sociedade "moderna", em que ainda é prática comum os bebês serem separados das mães ao nascer, em razão da prática médica de colocá-los em berçários. Essas crianças ouvem apenas o choro dos outros recém-nascidos. Longe dos braços das mães, choram até o esgotamento e, então, conseguem dormir.

O problema que levanto é o seguinte: o que é "toque" e por que é tão importante? Se o toque significasse meramente contato físico, então um berço vibratório e um pedaço de pele de coelho que se movesse poderiam suprir as necessidades de toque de um bebê. Mas não acredito que a validade do toque seja meramente física; acredito, sim, que existe algo muito mais importante que o simples ato mecânico de ser tocado. Na minha opinião, o verdadeiro valor do toque é a energia da força-vital – e também o amor do ato de tocar.

Cheguei a essa conclusão mais precisamente este ano, com o caso de Teddy, um bebê nascido treze semanas antes do tempo. Teddy era o sétimo filho de uma mulher que tinha sido alcoólatra por dez anos. Ele foi diagnosticado com uma severa síndrome alcoólica fetal, apontado resultado positivo no teste para *crack*. O pediatra chegou a dizer que "não via uma esperança real" para o caso. Ao nascer, Teddy não era capaz de mover músculo apenas ficava deitado, imóvel como um pequeno saco de ossos. Seus olhos permaneciam firmemente fechados e os músculos da boca não tinham força para sugar o leite da mamadeira. Apenas a capacidade para engolir estava suficientemente desenvolvida. Teddy era tão pequeno que a sua mãozinha inteira cabia na unha do dedo polegar de um homem adulto. Após duas semanas no hospital, ele foi levado para uma família adotiva. Nessa família, tanto o pai quanto a mãe e as outras crianças sabiam como usar o Toque-Quântico. Todos na casa começaram a fazer fluir energia para o pequeno Teddy (lembre-se de que apenas uma única pessoa é suficiente para a eficácia do método; no entanto, a prática é muito mais agradável com sete).

Quando Teddy foi se tornando mais forte, e já era capaz de chorar de fome pela manhã, Michael, o pai, segurava o bebê e fluía energia para seu corpinho minúsculo. Após alguns segundos, para espanto geral, Teddy parava de se debater e de chorar, ficando completamente relaxado nas mãos de Michael. Depois de receber o Toque-Quântico, Teddy ficava sentado, calma e pacientemente esperando enquanto a mamadeira era preparada. Essa reação ao Toque-Quântico nos remete ao caso do assustado coelhinho descrito no capítulo 1, que permanecia deitado de costas, completamente relaxado, ou da tartaruga de Henri que, conforme veremos no capítulo 7, ficava descansando por uma hora, com cabeça e membros para fora do casco enquanto era segurada.

Quando chegou a época das vacinas, todas as outras crianças gritavam quando as agulhas eram introduzidas nas nádegas. Michael simplesmente colocou uma das mãos no peito de Teddy e fez fluir energia. Para surpresa da enfermeira, Teddy não chorou. Na terceira rodada de vacinações, seis meses depois, Michael experimentou retirar a mão do peito de Teddy após a segunda inoculação; imediatamente, Teddy começou a ficar roxo e a chorar. Michael então tornou a colocar a mão no peito do bebê e, em poucos segundos, Teddy deu um longo suspiro e ficou de novo relaxado.

Hoje Teddy, ou o pequeno "Bu Bu", como passou a ser chamado, é uma caixinha de surpresas. O mesmo médico que via "pouca esperança de um desenvolvimento normal" proclamou que, ao contrário, o desenvolvimento do bebê é agora absolutamente normal, que ele não consegue acreditar tratar-se da mesma criança. Aos 10 meses, todos os indicadores estão dentro dos padrões para a sua idade. Em outras palavras, ele está 100% dentro da escala de desenvolvimento e o seu peso é considerado médio para uma criança da sua idade. A morfologia facial também foi normalizada de maneira significativa. Eis as palavras do dr. Normal Shealy, médico, em conversa recente: "Eu adoraria ver todo prematuro, enfermo ou filho de mãe viciada em drogas, ser tratado com o Toque-Quântico". Talvez um dia isso aconteça. Acredito ser apenas uma questão de tempo.

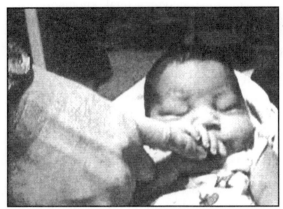

Teddy com três semanas de idade

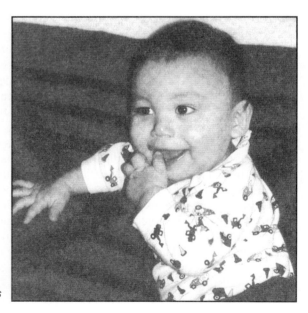

Teddy aos 10 meses

Os princípios do Toque-Quântico

- O amor é uma vibração universal: amor pode ser comunicado a todas as espécies, funciona em todos os níveis e expressa a nossa verdadeira natureza. É a base de toda a cura e a essência central da força-vital.
- A capacidade de auxiliar na cura é natural em todos os seres humanos.
- Curar é uma habilidade que pode ser ensinada e que se fortalece com a prática. Os praticantes tornam-se mais eficazes no fluir de energia e na sua habilidade para curar ao longo do tempo.
- Energia segue o pensamento. O praticante utiliza a intenção e várias meditações para criar um campo de alta energia, utilizando o mesmo para cercar a área a ser curada.
- Ressonância e sincronia induzem a área que está sendo curada a mudar sua vibração e igualar-se a do praticante. O praticante simplesmente eleva e sustenta a nova ressonância.
- Ninguém pode, de fato, curar ninguém. A pessoa necessitada de cura é o curador. O praticante simplesmente sustenta a ressonância para permitir que o corpo cure a si próprio.
- A confiança no processo é essencial. O trabalho pode causar uma dor temporária ou outros sintomas desagradáveis, que são todos partes da cura. A força-vital e o processo de cura trabalham com complexidade e sabedoria que estão além da nossa capacidade de conceituar e de compreender.
- A energia segue a inteligência natural do corpo para realizar a cura essencial. O praticante volta a sua atenção para a "inteligência do corpo" e "persegue a dor".
- O praticante está também sendo curado enquanto faz esse trabalho.
- A respiração amplia a força-vital.
- A combinação de técnicas de respiração e de meditação usadas simultaneamente faz com que a energia se alinhe, o que aumenta muitas vezes o seu poder, como um *laser*.
- Sinergia é o efeito de muitos curadores trabalhando juntos, e é maior que soma das suas partes. A sinergia pode ser muito poderosa.
- Os dons de cada pessoa, tanto na vida como na cura, são únicos. Algumas pessoas são especialmente dotadas para tratar de condições específicas.
- A cura pode ser executada a distância e pode ser extremamente eficaz.

- O Toque-Quântico pode combinar-se, com facilidade e eficácia, com outras modalidades de cura.
- A capacidade de se conectar com a própria espiritualidade, de qualquer forma que seja percebida como tal, e também de solicitar ajuda, traz uma nova dimensão para esse trabalho.

Muitos desses princípios serão explicados com mais detalhes nos capítulos seguintes.

Capítulo 3
Técnicas Básicas

Parte II

Mãos que curam

*Penso que o melhor tipo de medicina
é o tratamento mais brando, que ao
mesmo tempo produz a cura mais eficaz.*

– Dr. Andrew Weil, médico

AS TÉCNICAS

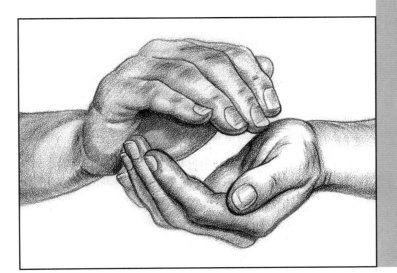

A cura e os *hashis*

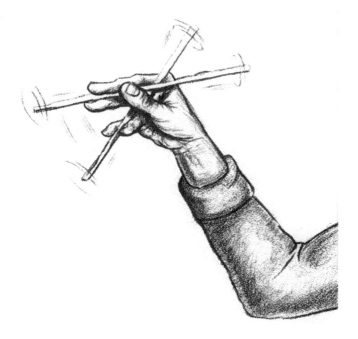

Bem mais simples que aprender a ler, tão natural quanto abraçar aqueles que amamos, curar é provavelmente a habilidade mais fácil de se aprender na vida.

Para muita gente, aprender a curar com as mãos é muito mais fácil que usar hashis.

Ser um "curador"

Existem aqueles que gostariam de nos fazer crer que são necessários muitos anos de dedicação e disciplina para que nos tornemos praticantes da cura. Eles gostariam que acreditássemos que apenas os mais brilhantes, privilegiados e treinados extensivamente poderiam ter a esperança de obter essa denominação. Verdade seja dita, crianças, idosos e alguns outros mais podem aprender a ser praticantes da cura. Eu iria ainda mais longe para afirmar que até mesmo médicos e pessoas com títulos de pós-graduação podem aprender a realizar esse trabalho.

Há muitos "curadores" consagrados, cujos talentos têm sido bem documentados e aceitos como verdadeiros. Entretanto, a maioria deles não tinha nenhuma explicação para o que fazia e como isso tudo ocorria. A significância do Toque-Quântico é que agora temos uma explicação cognitiva de como estimular o processo de cura, bem como uma metodologia sólida para ensinar outros a serem praticantes bem-sucedidos dela.

Visto que o verdadeiro curador é aquele que recebe a energia, o praticante apenas age como catalisador para permitir ao paciente curar-se a si próprio, assim como acessar e utilizar um campo de energia de vibração mais alta. Durante esse processo, a verdade sobre a cura é a seguinte:

- A cura é real.
- Tornar-se um praticante da cura altamente eficaz é uma das habilidades mais fáceis de se aprender.
- O ato de curar é uma alegria enorme e formidável.
- Qualquer pessoa, com forte vontade, pode aprender a fazê-lo.
- Pode-se aprender a ser um extraordinário curador, desde já!

O aprendizado começa com amor

O trabalho de cura tem tudo a ver com o amor e o praticante deve aprender a sustentar um campo vibratório desse amor. Esclarecendo minha terminologia, quando digo "amor", não me estou referindo ao tradicional sentimento da mãe pelo filho, do marido pela esposa, ou a um querubim com arco e flecha. Estou, na verdade, referindo-me a uma forma mais básica de amor – uma forma mais inata e intrínseca.

Já observou o leitor algumas crianças brincando? Elas parecem estar sempre dizendo: "Olha o que estou fazendo!" Assim, se se pertence ou não à mesma cultura daquela criança, se ela fala ou não a mesma língua; se se permanece lá, simplesmente observando aquela criança, ela se sentirá amada. O simples ato de dar atenção a uma criança é automaticamente percebido como um ato de amor. Isso é o que eu chamo de um amor "não cultural" ou "não associativo", porque não tem nenhuma relação com formação, raça, religião, orientação política ou quaisquer outras crenças que se possa ter. O Toque-Quântico está relacionado com "estar presente", que é a expressão da sua essência.

Eu chamaria essa forma de amor de "pré-condicional" e acredito que sua verdadeira natureza e essência são feitas do tecido do amor. O fato de acreditar ou não nisso é (na minha opinião) irrelevante. Esse amor é a natureza essencial do ser, que vem por meio das mãos, independentemente do humor. A sua fundamental, instintiva e básica energia provém desse amor. Não é necessário trabalhar ou exercitar-se para encontrá-lo; o amor é quem a pessoa é. Como uma rocha não tem de tentar ser "mais rocha" e a água não tem de tentar ser mais molhada, nós também não necessitamos ter mais essência de amor. Podemos, entretanto, dedicarmo-nos a reconhecer quanto desse sentimento realmente existe.

"Intenção" é algo que ocorre tão automaticamente que a maioria das pessoas não percebe. Quando simplesmente se caminha pela sala, já se gerou a intenção de fazer a caminhada. Veja, amor e intenção estão entre as qualidades mais naturais que temos. Assim sendo, não preocupe. Se se está lendo este livro para aprender a curar, você já possui amor e intenção suficientes para realizar essa habilidade de modo espetacular.

Exercícios básicos de energia

O Toque-Quântico é um poderoso trabalho de cura. Em função de realizar o Toque-Quântico, é necessário, em primeiro lugar, aprender vários exercícios de energia. A maioria das pessoas achará esses exercícios fáceis de aprender e ao mesmo tempo prazerosos. Entretanto, será preciso investir o tempo necessário para praticá-los de maneira integral. O objetivo desses exercícios é ajudar o leitor a ampliar o nível de consciência da energia da força-vital e das sensações físicas em suas mãos. O tempo e o esforço adicionais investidos nos exercícios farão enorme diferença na habilidade de radiar energia e aumentar a eficácia das sessões de cura. Após um certo ponto, a pessoa sentirá uma sensação crescente de destreza e passará a senti-los como parte integrante dela.

Os exercícios de energia estão dispostos em determinada ordem para facilitar o aprendizado e a utilização dessas habilidades. Tão logo completado o primeiro conjunto de exercícios, a pessoa estará apta para aprender as técnicas básicas de respiração. Então, será capaz de começar a combinar a respiração com os exercícios de energia e, finalmente, começar o seu trabalho de cura.

Quanto maior o emprego de esforços nos exercícios, maior será o êxito. A melhor forma é concentrar-se e, ao mesmo tempo, manter uma postura mental bastante relaxada. Quanto menos tensão muscular no corpo e nas mãos, melhor o resultado.

Exercício 1: sinta o próprio dedo

1. Levante um dedo, direcionando-o para cima, e permaneça por cerca de dois ou mais minutos experimentando o máximo de sensações de que for capaz. Concentre-se na sensação do seu dedo e foque o seu pensamento na intensificação do seu nível de consciência.
2. Sinta como a pele cobre o dedo. Veja se pode sentir o sangue correndo por dentro dele. Use a imaginação e veja se pode sentir como a unha se encaixa na extremidade do dedo. Tente sentir o que ocorre por baixo da unha. O mais importante nesse exercício é focar completamente a atenção para sentir o dedo por inteiro.

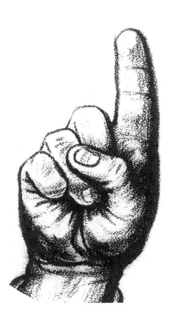

A premissa básica é que a energia acompanhe o pensamento. A energia acompanha a pessoa seja onde for que ela foque a atenção. Quando aumentam as sensações no dedo por meio do movimento e da manutenção de energia para ele, a pessoa também está fazendo com que ocorram outras mudanças fisiológicas. Tais sensações podem assemelhar-se a outros tipos comuns, mas, como veremos adiante, na verdade, o indivíduo está sentindo a energia da força-vital. A maioria das pessoas diz que sente um leve formigamento no dedo. Outras descrevem a sensação como vibração, tremor, borbulhamento ou calor. Visto que todos nós experimentamos as coisas de maneira diferente, as pessoas são inclinadas a usar termos diferentes. Algumas descrevem a energia como aquecimento, batimento, grossura, peso ou, simplesmente, como aumento na compreensão do dedo em si.

A capacidade de sentir a energia da força-vital não é algo desconhecido para nós. Ao contrário, a força-vital é uma energia que sempre sentimos, mas nunca aprendemos a identificar. Se você está vivo e se está lendo isto, devo presumir que sim, você sempre sentiu essa energia, todos os minutos de todos os dias de sua vida.

Se não sente nenhuma dessas sensações, tente imaginar que está afagando o próprio dedo com uma pena. Siga tocando o dedo para frente e para trás com essa pena imaginária. Agora preste bastante atenção em qualquer sensação que venha a ter no dedo. Espere cerca de um minuto para que possa sentir alguma coisa. Essa sensação pode não parecer grande coisa, e você pode ter usado alguma palavra para descrevê-la que eu não usei aqui, mas, seja lá o que for, eu lhe sugiro que use essa sensação como ponto de partida para vivenciar a energia. Se não é capaz de sentir nada no dedo, eu lhe sugeriria fazer os outros exercícios e verificar se consegue gerar a sensação de energia em outras partes do corpo.

Durante a execução desse exercício, alguns podem ter sentido a mão toda formigar, ou até mesmo outras partes do corpo. Se isso ocorrer, será positivo e significa que se está progredindo maravilhosamente bem e já se começou a executar o próximo exercício espontaneamente.

Exercício 2: Sentindo as partes do corpo

Nesse exercício, vamos levar energia e sensação a todas as partes do corpo. A pessoa sentirá algo muito parecido com o que aconteceu com o dedo no exercício anterior.

Muitos dos leitores perceberão que podem existir regiões no corpo onde parece difícil, ou até mesmo impossível, ter qualquer sensação, independentemente de quanta atenção é lá concentrada. Isso é, via de regra, um problema temporário, bastante comum, e não há motivo de preocupação em termos de ser plenamente capacitado para radiar energia. Quanto mais se pratica, mais e mais fácil se torna sentir todas as partes do corpo.

Este exercício é mais bem executado com a ajuda de um amigo.

1. Tire os sapatos, sente-se ou deite-se. Enquanto isso, peça ao seu amigo que aplique, por alguns segundos, suaves toques circulares no seu corpo, começando pelos pés e indo até o tornozelo. O toque deve cobrir a maior superfície possível, por apenas um ou dois segundos, nos pés e no tornozelo, em um movimento semelhante, por exemplo, ao de acariciar um gato. Tão logo isso termine, o seu amigo deve parar e não mais tocá-lo. O propósito desse exercício é auxiliar a pessoa a ser capaz de ter tantas sensações quanto possível nos pés e tornozelos. O ideal será sentir os pés com o mesmo nível de intensidade que se sentiu o dedo no exercício anterior. A ajuda de um amigo é útil na medida em que facilita o foco da sua atenção. A interrupção do exercício também é útil porque permite ter as sensações no próprio corpo sem o recurso do toque. Se não for capaz de gerar a mesma sensação nos seus pés, peça ao seu amigo que os toque novamente. Se ainda não for capaz de sentir nada, peça a ele que avance para a etapa seguinte.

2. Quando estiver pronto e recebendo bem essas sensações, solicite ao seu amigo que ponha as mãos logo acima dos tornozelos por uns dois segundos, movendo as mãos para cima, em direção às canelas. Em seguida, peça para que pare de tocá-los.

3. Continue então o exercício em todo o restante do corpo, subindo pelas canelas, joelhos, coxas, cintura, pélvis inferior, barriga, peito, pescoço, até a cabeça. Depois, desça novamente em direção às mãos,

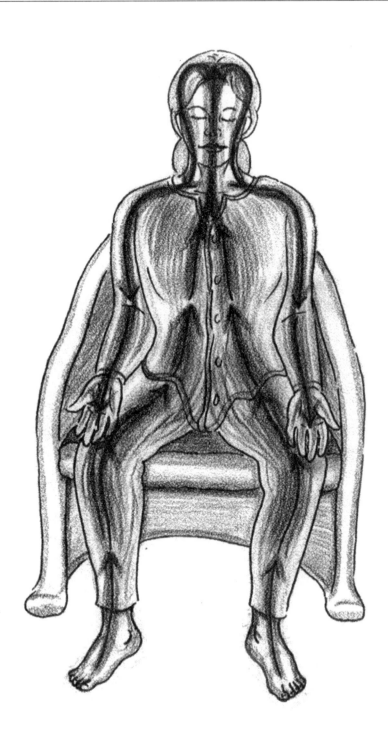

passando pelos ombros e pelos braços. Esse padrão de toque, dos dedos dos pés à cabeça, é útil na estimulação da corrente direcional de energia, como quando você está radiando energia para todo o corpo ou realizando uma sessão de cura. Nós faremos a parte de trás do corpo mais adiante.

4. Assim que terminar de sentir a energia fluindo por meio de todo o corpo, troque de lugar com o seu amigo, utilizando as mesmas técnicas para que ele também experimente as sensações.

5. Se estiver fazendo isso sozinho, toque os próprios pés e venha subindo, por um período de 2 a 5 segundos, e então pare. Experimente tanta sensação quanto for capaz e repita a operação tantas vezes quanto necessário. Visto que o toque de outra pessoa é menos previsível que o seu próprio, você pode ter de usar um pouco mais de atenção e foco quando estiver praticando sozinho. Continue tocando o seu corpo, subindo em direção à cabeça, depois descendo pelos ombros, braços, e finalize com as mãos.

Algumas pessoas têm realmente mais dificuldade em experimentar sensações no corpo. Se for esse o caso, se perceber que não é capaz de gerar sensações em alguma parte do corpo, basta tentar em uma outra parte em que a sensação ocorra (a simples repetição desse exercício ajuda a desbloquear outras áreas com o passar do tempo). Quanto mais se repete o exercício, mais facilmente se é capaz de ter as sensações por meio de todo o corpo. É possível descobrir que em partes do corpo nas quais não se sentia nada, depois de algum tempo, é possível experimentar sensações.

A maioria das pessoas diz que esse exercício causa sensações corporais altamente prazerosas. Então, aproveite. (Quem disse que aprender a curar tinha de ser doloroso?)

O que fazer quando não se consegue ter sensações corporais em lugar algum

Tenho observado que 1% ou 2% dos meus alunos sofrem de cinestesia, isto é, a duras penas eles conseguem ter qualquer tipo de sensação seja em que parte for do corpo. Descobri que essas pessoas ainda podem aprender a tê-las, mas isso requer mais esforço e concentração do que para aqueles que têm acesso a sensações por todo o corpo.

Se você, leitor, descobrir que não é capaz de ter nenhuma sensação corporal, tente concentrar a atenção nas partes do corpo que estão sendo tocadas. Ao longo do tempo, a sensação será despertada. É necessário admitir que isso não é fácil, mas, na minha experiência, a maioria dos indivíduos torna-se capaz de gerar sensações. Você ainda será capaz de praticar a cura, embora isso também requeira mais concentração.

Exercício 3: movimentos de 45 cm

1. Seguiremos o mesmo padrão de toques delicados e circulares que usamos no último exercício. Dessa feita, entretanto, peça ao seu amigo que faça toques circulares mais extensos, de cerca de 45 cm. Assim, como anteriormente, o toque é leve (o seu amigo não está realizando nenhuma cura nesse momento) e é feito de dois a cinco segundos. Solicite ao seu amigo que use um toque circular, em forma de varredura, começando pelos pés e subindo até os joelhos. Esse toque deve ser completado em um ou dois segundos, enquanto você usa a sua atenção e intenção para levar sensação até aquela área. Diga ao seu amigo para repetir o movimento, ou seguir adiante.

2. O motivo de tocar por meio de movimentos mais demorados é mover a energia através do corpo com maior fluidez e consciência. Agindo dessa maneira, estaremos criando uma suave onda de energia fluindo por nosso corpo. Assim que o seu parceiro finalizar essa etapa, experimente as sensações com toda a força de que for capaz. O objetivo é tornar essas regiões corporais formigantes, vibrantes ou fervilhantes, da mesma forma como foi feito no primeiro exercício. Se não sentir nada, ou desejar que o toque se repita, peça ao seu amigo para repetir o procedimento. Você precisará esperar até ter certeza de que está pronto para recomeçar na próxima posição. Quando tiver terminado, troque de lugar com o seu parceiro e repita o processo.

3. Se estiver executando o exercício sozinho, toque suavemente os pés até chegar aos joelhos por alguns segundos e pare para vivenciar as sensações. Sinta o mais que puder. Se não estiver sentindo nada, repita o toque. Mais uma vez, recomece o toque até chegar à cabeça e, de lá, desça pelos ombros até as mãos.

Áreas bloqueadas

Se encontrar dificuldades em sentir alguma área, peça ao seu parceiro para tocá-la novamente, ajudando-o a senti-la. Se você não conseguir levar nenhuma sensação para aquela área depois de três tentativas, não se preocupe, passe para a seguinte. Com o passar do tempo, aquela área do seu corpo vai "acordar" e tornar-se capaz de sentir a energia. Na maioria dos casos, os alunos aprendem a despertar áreas difíceis em questão de horas ou talvez semanas. Raramente esse processo levará um ano ou um pouco mais. É preciso ressaltar que esse fato não afetará de forma significativa o seu poder ou eficácia quando chegar ao ponto de realizar sessões notáveis de Toque-Quântico.

Exercício 4: toques circulares, varrendo o corpo inteiro, na frente e atrás

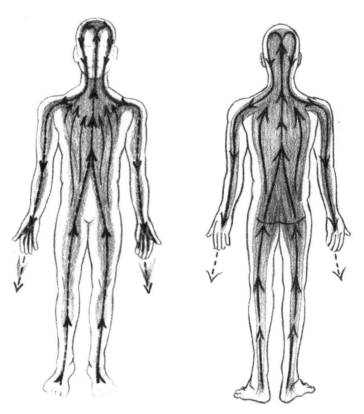

Um toque longo na parte da frente

Com apenas um único longo toque, que deve durar aproximadamente dois segundos, vá da parte da frente dos pés, passando pelas pernas, peito, até o topo da cabeça. Então desça pelo pescoço, ombros, braços, até as mãos.

Se for o receptor do toque, faça uma pausa para reviver a experiência e produza o máximo de sensações de que for capaz no corpo inteiro. Continue, agora pedindo ao parceiro que repita o toque uma ou duas vezes e, novamente, pause para produzir as sensações. Repita o processo até perceber que já tem facilidade de sentir o seu corpo inteiro com o poder da intenção e da atenção.

Se estiver fazendo isso sozinho, faça o toque longo começando dos pés, subindo para as pernas, peito, até a cabeça, cruze os braços e toque ambos.

Um toque longo na parte de trás

Vamos seguir, nesse exercício, o mesmo padrão dos toques na parte da frente do corpo, com a exceção de que também estaremos tocando a parte de trás. Nesse momento, o seu parceiro deverá estar de pé e você fará um longo toque começando pelos pés até a cabeça, descendo em seguida pelos ombros, braços e mãos. Se estiver exercitando-se sozinho, essa etapa não será tão fácil ou fluídica. Apenas faça o melhor possível; realizar o toque na parte de trás não é uma etapa crucial.

Deve-se experimentar as sensações o máximo possível em cada parte do corpo. Se quiser que o seu parceiro repita qualquer toque, peça-lhe, se não, diga "está bem", quando você estiver pronto para continuar em outra área.

Exercício de energia 5: toque de corpo inteiro usando a mente

Neste exercício, serão recriadas mentalmente as sensações dos toques no corpo inteiro.

Enxergue a si próprio, usando o poder da imaginação, recebendo um longo toque. Agora, sinta o formigamento, vibração ou outras sensações pelo corpo inteiro, e sinta-as da forma mais intensa possível. Deixe que as sensações fluam através do corpo da mesma forma anterior: dos seus pés, subindo pelas pernas, tronco, descendo da cabeça para os braços e mãos. De agora em diante, vou referir-me a esse modo de mover energia de baixo para cima no seu corpo como toque de corpo inteiro.

Feche as mãos suavemente em forma de punho. Agora leve a energia do corpo para as mãos. Preste atenção em quanta energia está presente em suas mãos agora. Tente de novo com os punhos delicadamente fechados e em seguida com as mãos abertas.

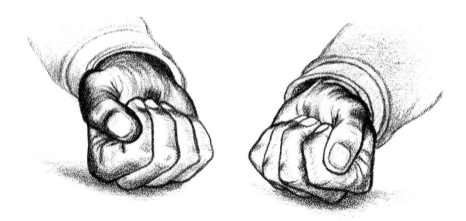

Resumo

Agora que completamos o primeiro conjunto de exercícios visando a radiar energia, daremos uma olhada no caminho percorrido até agora.

Você aprendeu a levar atenção e sensação a todas as partes do corpo. Se ainda existem lugares "insensíveis" no corpo com atenção concentrada, continue praticando que eles corresponderão. Não é necessário sentir todas as partes do corpo "formigando" para realizar um proeminente trabalho de cura. Apenas faça o melhor possível e melhorará progressivamente.

Se realizou esses exercícios, provavelmente chegou ao ponto em que não é mais necessário ter alguém para tocá-lo, ajudando-o a despertar o processo dentro de si mesmo. Será capaz de trazer as sensações para a consciência por si próprio.

Pode praticar o fluir de energia em quase todas as horas, em quase todos os lugares; por exemplo, em uma fila de banco, no supermercado, falando ao telefone, durante uma tediosa reunião de negócios, ou então enquanto vê televisão ou no cinema. Visto que a experiência é tão prazerosa, recomendo praticar os exercícios frequentemente.

Você se tornará mais forte em radiar energia, à medida que for prosseguindo na prática dos exercícios. Repita-os sempre que necessário e aprenda a levar energia mais intensamente a cada parte do corpo, dirigindo-a para as mãos.

Técnicas básicas de respiração

É fundamental usar as técnicas de respiração 100% do tempo em 100% das sessões quando se está trabalhando com o Toque-Quântico. Se o leitor estivesse assistindo às minhas aulas, eu estaria repetindo isso constantemente durante o tempo em que você estivesse praticando a radiação de energia.

As técnicas de respiração são parte essencial e crucial na radiação de energia. A respiração amplia o poder da força-vital, fato que seria impossível enfatizar em demasia. Os iogues da Índia chamavam a força-vital no ar que respiramos de "Prana". Os kahunas do Havaí experimentavam a força-vital na respiração, chamando-a de "Mana". Eles a consideravam um fator essencial nos processos de prece e cura. Acho interessante e, de certa forma, curioso que os primeiros havaianos ficavam chocados e estupefatos quando viam os padres ocidentais cair de joelhos subitamente e rezar sem realizar nenhuma maneira especial de respiração. A palavra "haole", referência a esses visitantes do continente, na verdade significa sem respiração.

A maioria das pessoas tem respiração curta. O tipo mais comum é o das pessoas que respiram com a parte superior do peito. É possível saber se você pertence a esse grupo: a tendência é respirar de maneira breve, levando o ar para a parte superior do peito. O outro tipo de respiração curta é o das pessoas que respiram "com a barriga". Estas (dentre as quais me incluo)

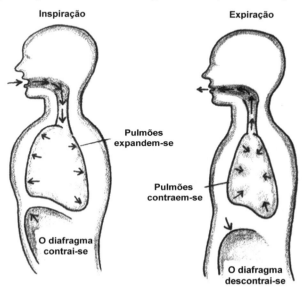

têm tendência a levar o ar, também fruto de uma respiração breve, curta, para a área da barriga.

Todas as técnicas de respiração do Toque-Quântico requerem uma respiração por inteiro, profunda. Respire pelo nariz, a menos que o volume de ar torne mais fácil respirar pela boca. O Toque-Quântico funciona muito bem tanto com a respiração pelo nariz, quanto pela boca. Uma respiração completa começa abaixo do umbigo e empurra a barriga para fora durante a inspiração. Quando os pulmões estiverem cheios, a respiração deve levantar os ombros levemente. Pratique a respiração integral algumas vezes agora. Ponha as mãos na barriga, abaixo do umbigo, e inspire, sentido as mãos sendo impelidas para fora durante a inspiração. Agora, traga o ar para cima até o alto dos ombros para que estes se elevem suavemente. Esse processo pode parecer desconfortável por um período para aquelas pessoas não habituadas à respiração profunda.

Técnicas de respiração

1. A respiração 4-4

A respiração 4-4 tornou-se a preferida para muitos dos meus alunos. Aspire, contando até 4, faça um longo toque de corpo inteiro, começando pelos pés e indo até o alto da cabeça. Assegure-se de que pode experimentar tantas sensações quanto possível, levando a percepção para o corpo inteiro. Durante a expiração, deixe que toda a sensação que foi capaz de gerar flua para as mãos tão intensamente quanto possível. Esse padrão de respiração é fácil, mas é preciso grande concentração para que seja bem executada.

2. A respiração 1-4

A respiração 1-4 é uma técnica extremamente poderosa de ampliação da energia. Nessa técnica, aspire até a contagem de 1 e expire contando até 4. Aspirar na contagem de 1 exige um esforço muito grande e também respiração pela boca. O exercício deve cessar se a pessoa sentir tonturas.

3. Respiração fogosa seguida de 2-6 ou 1-4

Essa é a mais poderosa das respirações para ampliação da energia e pode ser realizada uma vez por minuto. Usar essa respiração em excesso pode vir a causar desmaios. Suspenda esse exercício se sentir que pode desmaiar (não use essa técnica se estiver dirigindo ou operando máquina pesada). Rapidamente assopre e sorva grandes quantidades de ar de cinco a sete vezes. Os seus pulmões trabalharão como grandes foles movimentando grande volume de ar. Pode-se imaginar que se está assoprando uma vela posicionada a cerca de 60 cm da boca durante a expiração e imaginar que se está trazendo todo o ar de volta durante a inspiração. Tanto a inspiração quanto a expiração são muito rápidas e requerem respiração pela boca, exigindo-se que sejam completadas de 5 a 7 respirações. Uma vez completadas as rápidas aspirações e expirações, inspire profundamente e expire, contando até 4 ou até 6. Em seguida, continue com as técnicas 1 ou 2.

4. A respiração 2-6

Essa é uma técnica bastante poderosa para a aumentar a energia durante as sessões de Toque-Quântico. O nome já diz tudo: contagem até 2 para inspiração e até 6 para expiração. Cada contagem deve durar aproximadamente um segundo (dois segundos e seis segundos).

Essa respiração requer um pouco de esforço. É preciso trazer grande quantidade de ar para preencher completamente os pulmões, contando apenas até 2. Você não deverá segurar o ar nos pulmões nesta ou em qualquer outra técnica aqui descrita. A expiração deve ser suave e regular na contagem até 6.

Conectando a energia com a respiração

Agora que você é capaz de movimentar energia através de todo seu corpo e praticou as técnicas básicas de respiração, é chegada a hora de praticar a combinação desses elementos. Uso o termo "radiar energia" para descrever o processo de ligar os exercícios de consciência do corpo com as técnicas de respiração. No Toque-Quântico é a combinação da respiração com o movimento de energia que proporciona a eficácia do funcionamento do sistema.

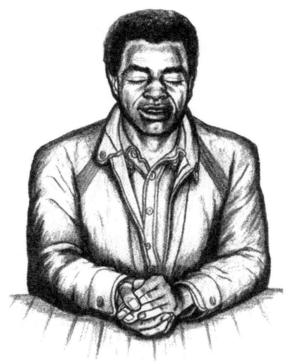

1. De pé ou sentado, faça mentalmente um toque de corpo inteiro em si mesmo (veja p. 46). O importante é sentir o máximo de energia de que for capaz movendo-se pelo corpo. Aqueles que praticaram os exercícios anteriores são agora capazes de usar a força da sua intenção bem o suficiente para gerar sensação em grande parte do corpo. Ponha as mãos em forma de concha ou feche-as delicadamente em

forma de punhos. Faça dois ou três toques longos de corpo inteiro e sinta a energia concentrar-se em suas mãos. Quando já se consegue senti-la aumentar nas próprias mãos, é hora de coordená-la com a respiração.

2. Inicialmente será seguido o padrão de respiração 2-6. Respire profundamente contando até 2, com uma profunda expiração contando até 6, e foque sua atenção nas mãos. Sinta a energia aumentando durante a expiração. Faça isso por alguns minutos, enquanto coordena a expiração com a sensação. Trabalhe sempre tendo por objetivo aumentar a sensação com a expiração integralmente durante esses exercícios. Não se preocupe em sentir a energia concentrando-se as suas mãos durante a inspiração. Permaneça focado na contagem até 6 durante a expiração. Se estiver realizando esse procedimento de maneira correta, sentirá um aumento de sensação nas mãos.

3. Com as mãos ainda suavemente fechadas ou em forma de concha, dê início ao padrão 1-4 de respiração. Perceba como as sensações nas mãos mudam durante o exercício. Faça um esforço para experimentar as sensações aumentarem durante a expiração. Isso apenas requer que se preste atenção nas próprias mãos e que se tenha a intenção de aumentar as sensações. O desenvolvimento da capacidade de aumentar a sensação e de conectá-la com a respiração é uma das habilidades mais importantes para trabalhar com o Toque-Quântico. Se você estiver fazendo isso corretamente, deverá notar que a sensação nas suas mãos cresceu em função da mudança do ritmo da respiração. Se não ficar desorientado, quanto mais ar movimentar, mais aumentará sua força-vital.

4. Comece a executar a técnica da respiração fogosa. De novo, as mãos deverão estar delicadamente fechadas ou em forma de concha enquanto se realiza a respiração. Quando tiver terminado as rápidas aspirações e expirações, faça uma inspiração profunda e mude para o padrão 1-4 ou para o 2-6. Agora perceba que as sensações nas mãos mudaram. Se sentir um aumento nas sensações enquanto expira, é porque se está saindo muito bem e preparado para o passo seguinte. A próxima etapa é realizar uma sessão de cura.

Juntando tudo isso

É chegada a hora de testar as habilidades recém-descobertas. Nesse estágio, a maioria das pessoas pode gerar alguma sensação nas próprias mãos, efetuar toques de corpo inteiro e ser capaz de realizar a respiração com proficiência. Além disso, a maior parte também é capaz de juntar esses elementos e experimentar um aumento de sensação nas mãos. Aqui vai a surpresa: a maioria não tem consciência de que está em condições de ajudar uma pessoa que sofre de dores, usando apenas essas habilidades rudimentares.

Não é realmente importante se a pessoa não está acreditando ou permanece cética em relação à última afirmação do parágrafo anterior. O fato de ser capaz de mudar a vibração nas próprias mãos criará um campo de energia suficiente para curar e aliviar a dor. Por meio da prática e da experiência, é possível descobrir o poder da energia que cura e também ter confiança na própria capacidade.

A próxima seção fornecerá algumas dicas sobre como trabalhar com o que se acabou de aprender. A seguir, encontraremos informações mais detalhadas de como seguir essas instruções.

A primeira sessão de cura

1. Ao encontrar alguém que esteja sofrendo de dores, pergunte qual é o grau de sua dor (em uma escala de 0 a 10) É curioso como, depois que a dor se foi, frequentemente as pessoas se esquecem de sua intensidade.
2. Pergunte onde dói. O mais importante é não fazer pré-julgamentos sobre a localização da dor. Se perguntar a alguém em que lugar dói,

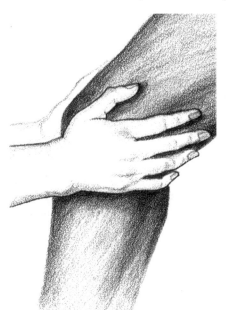

e esse alguém responder que a dor é no ombro esquerdo, ainda será necessário perguntar em que parte do ombro está a dor. A não ser que você seja um verdadeiro vidente, as suas pré-concepções em geral são equivocadas nessa matéria. A melhor maneira de descobrir onde, exatamente, o seu amigo sente dor é pedir que ele aponte o local ou que coloque os dedos bem no lugar dolorido. Isso é o que passei a chamar de técnica do "Onde dói?".

3. Certifique-se de que está colocando, as mãos exatamente sobre o lugar, ou então em ambos os lados do local onde o seu amigo se queixa de dor. Ao fazer um "sanduíche"

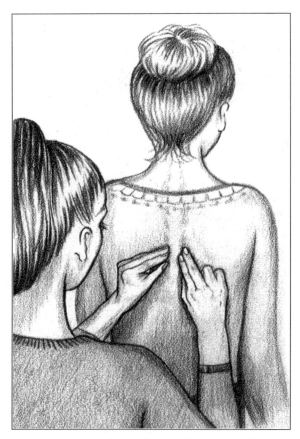

entre as mãos na área dolorida, você estará de fato criando um forte campo de ressonância que permitirá àqueles tecidos alterarem a vibração e curarem a si próprios.

4. Se estiver trabalhando em um problema nas costas ou no pescoço de alguém, ponha uma das mãos em cada lado da vértebra da espinha.
5. Use as técnicas de respiração, prestando bastante atenção em quaisquer sensações nas suas mãos durante a expiração. Certifique-se de que está respirando profundamente durante todo o tempo em que estiver em sessão. Se começar a sentir tonturas, faça uma pequena pausa.
6. Assegure-se de que suas mãos estão relaxadas, visto que a energia fluirá com mais facilidade por meio de mãos soltas e abertas. Lembre-se de sempre usar ambas as mãos durante a sessão. Isso o ajudará a gerar um campo mais forte nos tecidos ou através deles.

Durante o trabalho, preste muita atenção em como as sensações nas *suas* mãos vão mudando. Esse fato será uma informação muito importante que discutirei logo adiante.

7. "Persiga" a dor. Peça ao seu paciente para mantê-lo informado se as sensações do corpo dele mudam ou se movem. É bastante comum uma pessoa relatar que a dor mudou de lugar, ou que sente mais em algum outro local. Quando isso ocorrer, movimente as mãos para o ponto indicado. Agindo dessa forma, você estará "caçando" a dor.

8. Deixe as mãos pousadas no lugar por vinte ou trinta minutos ou talvez mais tempo, no caso de a dor não haver diminuído.

9. Ao final da sessão, peça ao paciente para classificar a dor novamente, usando a mesma escala (1 a 10).

Compreender as sensações experimentadas nas mãos durante a sessão de cura

Os praticantes do Toque-Quântico tendem a experimentar grande variedade de sensações nas mãos. É importante prestar atenção nessas sensações, porque elas fornecerão pistas sobre o que está acontecendo na sessão e o que fazer. A intensidade das sensações experimentadas é um indicador direto de quanta energia gerada por você foi recebida através do seu toque curador. Quanto mais o corpo do parceiro estiver aberto para a energia que você está gerando, mais fortes sensações você experimentará.

Os cinco modelos básicos de energia

Existem cinco modelos básicos de energia que você provavelmente sentiu em suas mãos enquanto fazia o trabalho de Toque-Quântico:

1. **Bloqueado** – Consiste em sentir muito pouco as mãos no começo do trabalho; porém as sensações crescem gradualmente até atingir o pico. Áreas que estejam muito bloqueadas estão com problemas crônicos, de órgãos doentes, ou algumas vezes com dores agudas (mas não sempre).

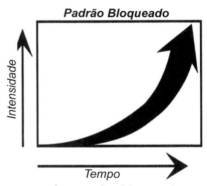

Quando estiver trabalhando em uma área muito bloqueada, provavelmente sentirá pouca coisa acontecendo em suas mãos. Entretanto, na maioria dos casos, quanto mais mantiver no ponto indicado as mãos, mais você notará que a energia estará vagarosa, mas, certamente, aumentando. Isso pode demorar para acontecer. Talvez seja necessário deixar as mãos em uma posição específica por dez, vinte, quarenta minutos ou até mesmo uma hora. Ao longo do tempo, você sentirá gradualmente a energia nas mãos ficar mais e mais forte até, atingir um pico de intensidade. Algumas vezes, a sensação de energia permanecerá naquele nível máximo por um longo tempo e, de súbito, se ampliará para um novo centro como um nível de intensidade talvez ainda maior. No mais das vezes, em determinado ponto, a energia começa a estabilizar-se, podendo diminuir suavemente.

2. **Comum** – Consiste em experimentar uma quantidade moderada de sensação nas mãos em um primeiro momento, que vai crescendo até alcançar um pico e, então, começa a diminuir. Esse é o padrão que provavelmente se encontrará na maior parte do tempo. Algumas vezes, a sensação de energia que se experimenta cresce até alcançar um nível altíssimo, ponto em que parece nivelar-se. Nesse ponto, costuma ser uma boa ideia usar um pouco da respiração fogosa para ver se é possível ampliá-la para um nível ainda mais alto. Conforme se trabalha para fluir energia e aumentar a sua intensidade, é possível perceber que em certo ponto ela se estabiliza ou diminui. Quando isso acontece, pode ser o momento de mudar as mãos de lugar.

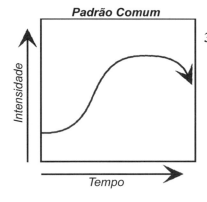

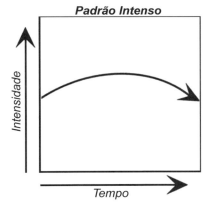

3. **Intenso** – Consiste em sentir uma energia muito forte nas mãos, que começa a diminuir com o passar do tempo. Esse padrão é mais comumente sentido quando trabalhamos com sintomas agudos, ou com uma pessoa cujo corpo, por qualquer razão, é altamente receptivo para a energia. Estar consciente das sensações nas próprias mãos e dos modelos que o trabalho de energia tipicamente segue pode ajudar a determinar por quanto tempo é preciso permanecer com as mãos em um determinado lugar. Também se pode simplesmente perguntar ao seu paciente como se sente. Um bom indicador de que o trabalho está feito por ora é quando toda a dor desapareceu ou então diminuiu de forma drástica.

4. **Completo** – Pode acontecer, quando se está radiando energia, que tudo parece funcionar perfeitamente e por isso, em algum momento durante a sessão, você descobre que não está sentindo nada nas mãos. No entanto, ao retirar as mãos, começará a sentir um formigamento acentuado. Essa é uma indicação do Modelo Completo. Ele ocorre quando a pessoa absorveu toda a energia que o seu corpo quis. Nesse momento, não há mais sensações nas mãos quando se toca uma pessoa. Se você voltar dentro de dez ou vinte minutos, o corpo do paciente pode ser capaz de ressonar uma vibração mais alta e absorver mais energia.

5. **Escada** – Ao radiar energia, você perceberá, ocasionalmente, que a intensidade atingiu o máximo. Nesse ponto, se for feita a respiração fogosa, será possível descobrir que as mãos começaram a vibrar em uma frequência ainda maior. Quando se pensa que a energia atingiu o pico e não subirá mais, a respiração fogosa pode causar um novo recrudescimento de energia, que poderá repetir-se sucessivamente, como subir uma escada. Em um certo ponto, a energia vai realmente estabilizar-se, diminuir, ou a sensação desaparecerá das mãos e você então saberá que o trabalho foi realizado.

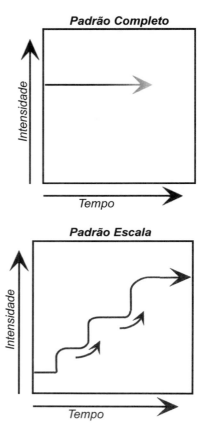

O conhecimento desses padrões não é tão complexo. Você não causará nenhum problema para a pessoa que está sendo tratada se puser energia demais dentro do seu corpo; e se não completar a cura, a pessoa lhe dirá que é necessário fazer ainda mais. A coisa mais importante é ter prazer na atividade e ser companheiro da pessoa à qual está tentando curar.

Energia estática

Na maior parte do tempo em que estiver realizando sessões de Toque-Quântico, você sentirá as mãos perfeitamente normais. Ao aplicar as técnicas de respiração que descrevi anteriormente, os praticantes estão naturalmente protegidos de passarem a sua vibração à pessoa em processo de cura. Ocasionalmente, você poderá sentir um tipo de "energia estática" que poderá acumular-se nas suas mãos. Para que a energia estática seja facilmente liberada, basta lavar as mãos, punhos e antebraços em água fria após cada sessão. Você será capaz de sentir essa energia como um tipo de membrana em volta das mãos, como se estivesse usando "luvas de energia". A sensação não é particularmente desconfortável, mas a recomendação é que se lavem as mãos na primeira oportunidade. Para muitos praticantes, lavar as mãos quando isso acontece traz uma sensação real de alívio. Sacudir as mãos, como se estivesse sacudindo água delas, tem o mesmo efeito, mas na minha experiência não tem mesma eficácia que lavar as mãos com sabão e água fria. Não considero fundamental lavar as mãos ao realizar o Toque-Quântico. Quando eu praticava a terapia polar, descobri que lavar as mãos tinha uma importância vital do ponto de vista da energia. Lavar as mãos é também muito importante da perspectiva de higiene.

Alguns dos meus alunos que são praticantes da terapia polar e de Reiki relataram sentirem-se esgotados depois das sessões. **O truque é sempre usar as técnicas de respiração ao longo de todas as sessões.** Uma amiga, praticante de Reiki e que aprendeu o Toque-Quântico, estava permutando sessões comigo por um tempo. Um dia, reclamou ter sentido energia subindo pelo braço. Perguntei-lhe se tinha interrompido o uso da técnica de respiração, o que de fato havia acontecido. Quando lhe relembrei que ela deveria continuar utilizando a técnica, o problema imediatamente desapareceu.

Capítulo 4
Perguntas Frequentes

Parte II

*A vida não é um problema a ser solucionado,
mas um mistério a ser vivenciado.*
— Frank Herbert

AS TÉCNICAS

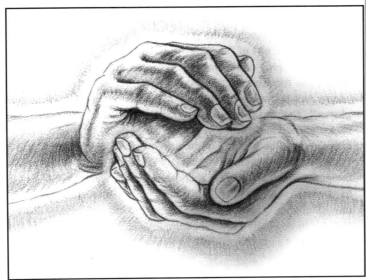

Depois de vários anos realizando *workshops* sobre Toque-Quântico, muitas das perguntas dos meus alunos se repetem com frequência. Sendo este livro uma maneira de ministrar um dos meus cursos, decidi incluir também um capítulo de perguntas e respostas. Tendo em vista a sua conveniência, as perguntas foram divididas em tópicos gerais. Aproveite.

Praticando as técnicas do Toque-Quântico

A prática vai aumentar o meu poder?

Certamente sim. Quando você aprender a radiar energia pela primeira vez, provavelmente deixará os seus amigos espantados com a sua recém-descoberta habilidade, mas a sua força se desenvolverá ainda mais com a prática. Radiar energia é uma habilidade que requer concentração física e mental. Da mesma forma que um atleta usa vários músculos, você se tornará mais forte. Na minha estimativa, depois de cem horas radiando energia, a sua força terá dobrado ou, possivelmente, triplicado.

O que acontecerá se eu ficar um longo período sem praticar? Será que vou perder a habilidade?

Quando você caminha pela rua, não tem de se preocupar em sair da calçada; ao atender o telefone, você não se preocupa se terá desaprendido a falar. Ao aprender a radiar energia e realizar o Toque-Quântico, você perceberá que são atividades muito mais fáceis do que aprender a andar ou falar. Uma vez aprendidas as habilidades básicas, elas serão suas pelo resto da vida. Você será capaz de realizar um profundo trabalho de cura em apenas algumas horas depois de começar a ler este livro.

Se você parar de radiar energia por um período, seja meses ou anos, é provável que terá de passar cinco ou dez minutos acumulando energia antes de realizar uma sessão. Uma boa dica é simplesmente praticar a radiação de energia enquanto está realizando uma sessão.

Será que devo radiar energia quando estiver sozinho?

É uma grande ideia radiar energia em qualquer momento que isso lhe passar pela cabeça. Costumo radiar energia por cerca de cinco minutos antes de levantar da cama pela manhã e também cinco minutos antes de ir dormir. Também a pratico ocasionalmente no decorrer do dia.

Fico preocupado em nunca estar fazendo o melhor possível. O que posso fazer para ter certeza de que estou radiando energia corretamente?

O sentimento de inadequação tem em geral origem em outros aspectos da biografia de um indivíduo, como, por exemplo, prestar vestibular ou fazer exame de habilitação, mas isso não se aplica ao Toque-Quântico.

Quando está jantando no seu restaurante predileto, você não se preocupa se pode esquecer como engolir ou como pegar o garfo. Essas habilidades são de todo naturais. Se estiver sentindo as mãos, sendo capaz de realizar o toque de corpo inteiro e fazem as técnicas de respiração, então você está em boa forma. No entanto, trata-se apenas de uma questão de prática e de descobrir os próprios dons. Não seria possível fazer isso incorretamente. Ao longo do tempo, você pode aprender fazê-lo melhor e com mais força.

Nunca conheci ninguém até hoje que tenha reclamado que um milagre precisou de seis sessões e não de apenas uma!

Existe um receio generalizado por parte das pessoas, a saber: acham que não possuem amor suficiente ou um lado espiritual desenvolvido para realizar um grande trabalho. Lembro-me de uma ocasião na qual tinha uma sessão agendada em um dia em que eu estava extremamente irritado e deprimido. A mulher atendida por mim tinha um problema sério no pescoço. Lá estava eu, radiando energia da melhor maneira possível. Ela estava deitada de costas na maca e eu, sentado em uma cadeira, segurando o seu pescoço. Depois de ficar nessa mesma posição por mais de quarenta minutos, apoiei a cabeça na cabeceira da maca. De repente, percebi que tinha pegado no sono durante a sessão. Ao consultar o relógio, notei que tinha dormido por mais de dez minutos e ainda assim minhas mãos estavam radiando energia com intensidade espantosa. No final da sessão, a mulher me disse que aquela tinha sido a melhor sessão que ela recebera.

Cheguei à conclusão de que a insegurança é algo que muitas pessoas sentem em outros aspectos da vida e a carregam para o Toque-Quântico. A experiência é a única coisa que finalmente cura a insegurança em muitos praticantes. Vivenciar a experiência de que se pode ser incrivelmente eficaz em sanar problemas sérios para as pessoas, seja no pescoço, costas, ou outras dores, irá, finalmente, convencer você de que está, na verdade, realizando um trabalho fabuloso.

Não existe substituto para a experiência.

Para quem é mais importante acreditar que vai funcionar: para a pessoa que recebe a sessão ou para o praticante?

No meu primeiro livro, *Your Healing Hands*, escrevi que é preciso acreditar no oceano para se molhar, mas que é preciso mergulhar nele. Aqui isso também é verdade: não é necessário acreditar no Toque-Quântico para vivenciá-lo intensamente. Cínicos e céticos não sabem intelectualmente como bloquear energia. O Toque-Quântico funciona, ponto final.

Quais são os maiores erros que você vê os praticantes iniciantes cometerem, que os impedem de serem eficazes?

Em geral, os iniciantes são, na verdade, bastante habilidosos e eficazes nesse trabalho. Contudo, para responder a essa pergunta, existem três erros que eles repetem com frequência. O primeiro é esquecer-se de manter a respiração. Costumo lembrar a todos os instrutores do Toque-Quântico que insistam com os seus alunos para que mantenham as técnicas de respiração. "Mantenha a respiração" tornou-se um tipo de mantra, repetido a cada dez minutos durante as sessões práticas. "Mantenha a respiração; mantenha sempre a respiração!".

O segundo erro é que iniciantes precisam aprender a relaxar as mãos. Na verdade, é muito mais fácil radiar energia quando as mãos estão relaxadas. Ando pela sala durante o *workshop*, checando as mãos de todos, para que se lembrem de relaxá-las. Também costumo segurar as mãos das pessoas e chacoalhá-las gentilmente, para encorajá-las a relaxar ainda mais. O trabalho de Toque-Quântico é feito com energia, e mãos rígidas ou fechadas não são úteis, podendo, inclusive, bloqueá-la.

O terceiro erro é terminar a sessão antes do tempo. Os iniciantes tendem a finalizar o trabalho de cura antes da hora, quer estejam trabalhando com uma condição crônica ou aguda. Como regra geral, quando você estiver convencido de que concluiu a radiação de energia em uma determinada área, é interessante insistir naquela área por mais alguns minutos. Existem duas razões para esse procedimento:

1. Imagine que a ressonância (medida pela quantidade de sensação nas mãos) está prestes a aumentar novamente se você mantiver as mãos por mais tempo naquele lugar. Novos praticantes são, em muitos casos, inexperientes em julgar por quanto tempo devem radiar energia naquele local.

2. Radiar energia por um período mais longo pode, geralmente, ajudar a manter a nova vibração naquele tecido. A cura, então, tende a ser mais duradoura.

Toque-Quântico e energia pessoal

Você esgota toda a sua energia pessoal quando realiza o Toque-Quântico?

Não, de modo nenhum. Usamos o poder do nosso amor e o poder da nossa intenção. Na minha experiência, eu diria que quanto mais energia desse tipo se usar, mais energia se terá. A energia simplesmente não se esgota. Quando se ama muito uma pessoa, não saímos por aí esgotados e miseráveis, reclamando: "Pobre de mim, esgotei todo meu amor por hoje, não sobrou mais nada para dar". Ao menos, espero que você não aja assim. Ao contrário, quando amamos muito, sentimos que temos muito mais para dar, em geral, em todas as áreas. Todos à nossa volta se tornam beneficiários do nosso amor, desde amigos até estranhos passando pela rua. Posto de maneira simples, quanto mais amor se sente, mais amor se tem para dar. Com o propósito acontece o mesmo: quanto mais se usar a força da intenção, mais intenção disponível se terá.

Perguntas Frequentes 65

Alguma vez você se sentiu exaurido enquanto realizava sessões de Toque-Quântico?

Não, nunca. Conforme foi mencionado muitas vezes, as técnicas de respiração são parte essencial do trabalho. Se a respiração for mantida de acordo, você será capaz de manter uma ressonância muito alta. O paciente simplesmente começa a igualar a vibração dele à sua. Não doamos a nossa energia, mas sustentamos um campo, permitindo que o outro chegue no mesmo patamar daquele campo. Na verdade, a coisa parece funcionar ao contrário: o próprio praticante se sente curado e enaltecido. Na minha experiência pessoal, quando realizo muitas horas de trabalho de cura, fico com muita fome, um sintoma fácil de ser curado.

Alguns praticantes reclamaram que se sentiram tão energizados por realizem sessões durante a madrugada que chegaram a ter insônia. Esse fato parece ocorrer com uma pequena porcentagem das pessoas que utilizam o Toque-Quântico. Para essas pessoas, recomendo que realizem sessões no começo do dia. Ocasionalmente, acontece de alguém se sentir cansado após uma sessão, mas isso parece ser a reação da própria pessoa recebendo a cura enquanto trabalha. É sempre bom lembrar que quando se realiza uma sessão, amplia-se a vibração, que causa o processo de cura dentro do praticante. Algumas vezes, é necessário dormir depois da sessão. Esse fato, contudo, nada tem a ver com energia roubada.

Noto que quando realizo sessões de Toque-Quântico, constantemente me sinto mais desperto depois da sessão do que quando comecei. Por que isso acontece?

Quando você radia energia e faz o trabalho de respiração, também está se beneficiando da energia. Houve muitas ocasiões em que me senti cansado nos momentos que precederam uma palestra com demonstrações. Porém, ao começar as sessões de demonstração para o público, senti-me instantaneamente desperto e energizado. Depois de fazer 20 ou 30 demonstrações de sessões de cura durante a palestra, fico desperto e energizado por completo. Quanto mais tempo a pessoa radia energia, mais forte se torna física e energeticamente.

Quando você radia energia, acha que ao fim do dia a energia não será tão forte como quando começou?

Penso exatamente o contrário. Quanto mais tempo passar radiando energia, mais forte ficará. No decorrer de longas palestras, nas quais pode acontecer radiar energia em dúzias de pessoas por duas ou mais horas, as últimas sessões são muito mais fortes do que as primeiras. Algumas vezes a energia torna-se tão forte que os receptores podem sentir como se tivessem levado um choque elétrico quando um forte pico de energia se move através deles no momento em que são tocados. Posso até me sentir fisicamente cansado depois de uma palestra de duas horas, e durante a qual realizo inúmeras sessões de cura, mas a energia não diminui em nada. Se ocorre alguma coisa, é justamente o contrário – a energia aumenta deveras.

Preparação para uma sessão de Toque-Quântico

O que devo fazer para me preparar para uma sessão?

Se você quiser preparar-se com antecedência, seria útil fazer alguns toques de corpo inteiro e ver o quão intensamente pode sentir a energia no seu corpo. Enquanto você faz os toques, também seria útil realizar algumas das técnicas de respiração para aumentar o nível de energia. A maioria dos praticantes acha que o simples fato de realizar uma sessão terá o mesmo efeito.

É importante fazer aterramento antes de realizar uma sessão?

Para aqueles que não estiverem familiarizados com o termo "aterramento", ele se refere à prática de centrar suas energias e conectar-se com a terra. Dessa forma, as pessoas sentem-se mais equilibradas e menos vulneráveis à energia indesejada. No meu caso, não acho necessário o aterramento, se eu fizer os toques de corpo inteiro e as técnicas de respiração. Alguns praticantes acham os exercícios de aterramento úteis porque, por vezes, sentem-se um pouco atordoados em função do trabalho. Outras pessoas, ao contrário, acham que o processo de radiar energia vai, automaticamente, aterrá-los.

Alguns dos meus alunos capazes de visualizar a energia me disseram que se surpreenderam quando a classe toda realizou os toques de corpo inteiro, porque todos na sala tinham ficado aterrados.

Se alguém desejar aterrar-se, além de fazer os toques de corpo inteiro, aqui vai uma dica: imagine um raio de luz descendo bem no topo da sua cabeça, passando através do seu tronco, descendo pelas suas pernas, pés, e penetrando no chão. Sinta o raio penetrando a terra e ligando-se a ela. Respire fundo algumas vezes, sorvendo a energia da terra e sentindo-se aterrar-se. Existe aqui um segredo para essa técnica de aterramento. Faça o procedimento de modo que tenha sensações táteis em todo o corpo. Durante o procedimento, faça a técnica de respiração 2-6. Assim que a tiver feito no corpo todo, expanda as sensações do seu corpo para a terra. Esse exercício deverá ser completado em apenas um ou dois minutos. Assim que estiver aterrado, radie energia através de todo o corpo. Agora você estará totalmente preparado para começar a sessão.

É necessário que a pessoa atendida por você tire a roupa?

Não é de modo algum necessário tirar a roupa em uma sessão de Toque-Quântico. Pode ser útil se eles tirarem roupas mais pesadas como paletós ou suéteres. Eu também recomendaria tirar toda peça de couro durante as sessões. Isso pode soar estranho, mas o couro bloqueia o fluxo de energia da força-vital. Fibras sintéticas como poliéster também diminuem o fluxo de energia. Sugeriria vestir roupas feitas de algodão, lã ou seda.

Usar as mãos durante uma sessão de Toque-Quântico

Quanta força é necessária aplicar no paciente enquanto se radia energia?

Na realidade, não é necessário aplicar pressão nenhuma. Um suave toque é o que melhor funciona. Costumo dizer isso aos meus alunos e, alguns minutos depois, caminho pela sala tocando-lhes as mãos. O fato é que em muitos deles posso sentir uma quantidade razoável de tensão. Quando isso acontece, eu lhes seguro as mãos, chacoalhando-as levemente para lhes dar a sensação de liberar essa tensão. Muitas pessoas acostumam-se a usar força em massagem, shiatsu, acupressão, *rolfing*,* massagem profunda do tecido, etc. A grande ironia é que se pode aliviar melhor a tensão muscular se não usar nenhuma, ou então, pouquíssima pressão. O segredo está em usar energia em vez de força bruta. Na maioria dos casos, o uso da força é contraproducente.

De fato, é mais fácil radiar energia quando as mãos estão relaxadas. Visto que não estou ao seu lado para ajudá-lo a aliviar a tensão, tente este simples exercício. Feche as mãos levemente, em forma de punhos delicados e sinta-as relaxadas por completo. Tente radiar energia nas mãos. Agora, tente fazer punhos cerrados, e tente, novamente, radiar energia nas mãos. Provavelmente descobrirá que é muito mais difícil sentir a energia na situação de rigidez.

Por que é importante circundar o local em que se está trabalhando com as mãos? Por que não usar apenas uma das mãos?

Quando há dois pontos de contato, criamos um campo mais forte de vibração entre o praticante e a pessoa na qual se trabalha. Fazer um "sanduíche" com as mãos em torno de um local dolorido é uma excelente maneira de aumentar a ressonância do tecido. Como descreverei na seção sobre sessões em grupo, no capítulo 5, quando houver quatro, ou até mesmo seis mãos trabalhando, elas podem rapidamente se tornar a ressonância dominante. Recomendo enfaticamente que se usem ambas as mãos sempre que

---

* N.T.: Metodologia que libera segmentos corporais (membros superiores e inferiores, tronco, coluna vertebral e cinturas escapular e pélvica) de padrões de tensão adquiridos (problemas posturais).

possível. Além do mais, sugiro que se ponha as mãos em ambos os lados da área problemática, fazendo um sanduíche entre elas.

Tenho notado que algumas vezes durante as suas demonstrações você usa apenas as palmas, mas outras vezes usa os dedões ou a ponta dos dedos. Por quê?

Quando se deseja concentrar energia em uma pequena área, como a TMJ ou em ambos os lados de uma vértebra, use as pontas dos dedos. Essa é uma técnica inventada por Bob Rasmusson, que ele batizou de "tripé". Simplesmente junte o dedão, o dedo indicador e o dedo médio e volte a energia para a extremidade dos dedos. Focar a energia dessa forma vai ajudá-lo a ser mais eficaz, quando se trabalha em áreas muito pequenas.

O uso das palmas das mãos é recomendado na grande maioria dos casos. Se para você for fisicamente estranho ou desconfortável utilizar as palmas das mãos durante uma sessão, então use a ponta dos dedos ou o "tripé". Não permita que as regras aqui descritas o impeçam de colocar as mãos na pessoa em quem está realizando o trabalho de cura. O mais importante é sentir-se confortável durante uma sessão de Toque-Quântico.

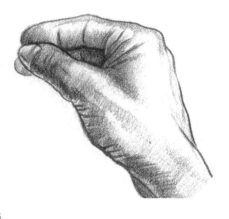

Não tenho nenhuma sensação nas mãos ou em qualquer outra parte do corpo. O que devo fazer?

Tenho percebido, ao longo do tempo, que existe uma pequena porcentagem de pessoas que encontra problemas com as sensações. Isso torna um pouco mais difícil aprender a realizar o Toque-Quântico, mas com tempo e persistência essas mesmas pessoas aprendem a radiar energia muito bem. Alguns dos melhores curadores que conheço tiveram em algum momento da carreira dificuldades em sentir alguma parte do corpo.

A primeira pergunta que se deve fazer a si mesmo é se existe alguma sensação em qualquer parte do corpo de que se pode aperceber sem tocá-la, ou seja, pode-se sentir alguma parte do seu corpo sem se tocar? Se você puder sentir as mãos, pés, face ou qualquer outra parte apenas focando nesses locais a atenção, então se terá achado um ponto de partida para iniciar o desenvolvimento.

A força da energia concentrada

É tão importante estar concentrado durante as sessões?

Fará enorme diferença, para aumentar de maneira significativa o poder das sessões, tentar focar-se 100% na radiação de energia. Obviamente, isso requer grande esforço por parte do praticante. Quando me refiro a "esforço", quero dizer a concentração em radiar energia, concentração na respiração e também na coordenação entre uma e outra. Aqueles indivíduos que desenvolveram grande habilidade em radiar energia sempre falam em doar-se completamente durante o processo.

Se eu me concentrar 100% em radiar energia, isso significa que nunca deverei falar durante uma sessão?

Não necessariamente. Com ênfase, recomendo que nos concentremos em ter prazer em realizar uma sessão de Toque-Quântico. Trata-se de um trabalho de amor, alegria, gratidão e deslumbramento, e não de rigidez ou de comportar-se com seriedade exagerada. Quando se está entrando em uma estrada e é preciso acelerar, isso pode requerer maior consumo de gasolina para atingir a velocidade necessária. Mas, uma vez alcançada a velocidade necessária, o consumo volta ao normal. Da mesma forma, quando estamos radiando energia, pode ser preciso um grande esforço para levar a vibração até o nível necessário. Porém, uma vez que o tenhamos atingido, podemos continuar com o trabalho de respiração e apenas deixar que a energia continue a fazer o seu trabalho.

Não há restrição em falar com o cliente de vez em quando. A coisa mais importante é assegurar-se de que as técnicas de respiração continuem a serem feitas durante as conversas. Se você se esforçar, é possível respirar profundamente enquanto fala. Certifique-se de continuar perguntando ao cliente o que ele está sentindo, até porque essa informação é de extrema importância. Voltando ao exemplo do carro, pode ser preciso acelerar para ultrapassar outro carro na rodovia. No Toque-Quântico, de quando em quando, temos de fazer a respiração fogosa para levar a energia até uma maior vibração. Nesse momento, a conversa pararia e nos focaríamos 100% em radiar energia.

A perspectiva do cliente de uma sessão de Toque-Quântico

Quanto tempo é necessário para o cliente perceber que alguma coisa está acontecendo durante uma sessão?

Em geral, as pessoas irão notar mudanças na energia e também mudanças na intensidade da dor em apenas alguns segundos após serem tocadas.

Nas minhas palestras, gosto de realizar o máximo possível de sessões de três ou quatro minutos. Costumo pedir aos clientes para que me mostrem só uma região dolorida. No caso de uma audiência maior, costumo trazer alguns alunos ou outros professores de Toque-Quântico para subir ao palco e me ajudarem. De maneira geral, cerca de 90% dos indivíduos que recebem essas curtas sessões me dizem que perceberam alguma mudança nos sintomas. Acontece com frequência que pessoas venham falar comigo seis meses ou um ano depois para dizer que a dor não voltou, apesar de as sessões terem sido breves.

Gosto de fazer essas sessões curtas porque elas dão credibilidade ao meu trabalho. Em geral, as próprias pessoas precisam sentir a energia para acreditar nela ou usá-la.

O que as pessoas sentem quando estão recebendo uma sessão de Toque-Quântico?

Nenhuma pessoa é como a outra e vivencia a energia de maneira ímpar. Alguns indivíduos não sentem energia alguma, outros percebem a energia em sensações diferentes, tais como, quente, frio ou formigamento. É importante entender que todas as sensações vivenciadas pela pessoa que recebe o tratamento – desde as menores até as mais intensas – são sinais excelentes de que a sessão está funcionando. A sensação mais comum é a de calor; este pode ser sutil, morno e até mesmo como uma queimadura ou dor. Se um toque leve é capaz de despertar uma forte dor física, mesmo que seja extremamente desconfortável para o cliente em curto prazo, isso é um sinal positivo de que o praticante está progredindo na cura. Lembro-me de um aluno que trabalhou em mim durante uma aula: eu não apenas senti calor na base da coluna, onde ele estava trabalhando, mas também uma sensação de queimadura de sol.

Será que é a temperatura das nossas mãos que as pessoas estão sentindo, quando relatam sensações de frio ou calor?

Não, não parece ser o caso. Recentemente estive curando um homem que sentia algo como uma queimadura enquanto eu trabalhava nas suas costas. Deixei que ele me tocasse os dedos e, para sua grande surpresa, os meus dedos estavam bem frios. Quando lhe toquei as costas de novo, a sensação de queimadura retornou como antes. Um pouco depois, ele teve a sensação de frio em torno da cintura. É raro um cliente ter ambas as sensações de frio e calor da energia, mas isso por vezes acontece.

Em outra ocasião, realizava uma sessão em um homem que tinha problemas no braço. Esse senhor tinha certeza de que a sensação de queimadura que ele tinha provinha do meu calor corporal. Para provar para si mesmo que aquela era simplesmente uma sensação física, ele vestiu um casaco, que isolaria todo e qualquer calor vindo das minhas mãos. Dei uma boa gargalhada quando ele quase pulou da cadeira ao ter a mesma sensação de queimadura que tivera antes, mas agora através do casaco.

A sensação de calor é provavelmente a coisa mais comum que as pessoas comentam das sessões de Toque-Quântico. Outras sensações comuns incluem sentir frio, formigamento, vibração e dor.

Existe alguma possibilidade de sentir dor ao receber energia?

Sim, ocasionalmente isso pode acontecer. Vez por outra as pessoas sentem uma dolorosa reação quando recebem energia. Em geral, essa dor não dura muito. Não gosto de ver ninguém sentir dor, mas sempre me animo quando isso acontece, visto que essa reação tem consistentemente sido indicação de que uma cura grandiosa está acontecendo. O mais importante nessa situação é continuar a sessão pelo menos até que a dor tenha desaparecido.

Há alguns anos, meu amigo Dan pediu-me para trabalhar no seu filho de 13 anos que havia quebrado o joelho, mas ainda mancava após a remoção do gesso. Quando comecei a lhe radiar energia no joelho, ele protestou: "Ai! Você está me machucando. Meu joelho está me matando". Disse-lhe que respirasse fundo e que aquela sensação não duraria muito. Dois minutos depois, reclamou de novo: "Agora o meu joelho está queimando. O que você está fazendo comigo?" Expliquei que aquilo fazia parte do processo de cura. Mais dois minutos e ele então disse que o seu joelho parecia cheio de "alfinetes e agulhas". Dois minutos depois, falou que sentia o joelho morno e perfeito. Após cerca de quinze minutos, o joelho estava bom e ele já não mancava.

Você, às vezes, consegue pistas de que existem outros locais que necessitam de cura, além daqueles que estão doloridos?

Existem duas maneiras de fazer isso. A primeira envolve conhecimento anatômico e lógica. Há várias sugestões em diversos capítulos ao longo deste livro. A segunda envolve permitir ao corpo que lhe diga onde a energia é necessária. Na minha opinião, esta última é muito mais profunda. Algumas vezes quando radiamos energia em um local, o corpo da pessoa priorizará o uso da energia como achar mais apropriado. Como é o caso de todas as curas, o processo todo é bem automático. A única lógica e razão por trás disso é a magnificência da própria inteligência inata do corpo.

Por exemplo, quando se está trabalhando na base da coluna de alguém, esta pessoa pode queixar-se de uma sensação ou mesmo uma dor em outro lugar, talvez um pouco acima, nas costas, ou possivelmente no pescoço, joelho, etc. Costumo perguntar aos meus clientes se eles sentem a energia indo para outro local diferente daquele em que estou trabalhando. Conforme a inteligência do corpo dirige a força-vital para áreas específicas do corpo, a pessoa que recebe a sessão terá provavelmente sensações que pode relatar.

Quando alguém lhe diz que está sentindo a energia indo para outra parte do corpo, sugiro anotar mentalmente esse fato. Tão logo você termine de radiar energia na área em que estava trabalhando, ponha as mãos na área que teve as sensações ou a dor e trabalhe ali também. Isso é o que eu chamo "perseguir a dor". Em muitos casos, perseguimos a dor de um lugar para outro até que desapareça.

Em certa ocasião, eu demonstrava o Toque-Quântico para uma acupunturista que tinha uma série de queimaduras nas costas de uma mão. Quando comecei a lhe radiar energia na mão, pedi-lhe que descrevesse o que sentia. Disse-me que toda a energia estava indo para o cotovelo. Quando perguntei por que o seu cotovelo precisava de energia, ela explicou que o tinha quebrado dois anos antes e que nunca o tinha curado por completo. Naquele momento, parei de trabalhar na mão e comecei a trabalhar no cotovelo. Radiei energia ali por aproximadamente cinco minutos. Quando a energia mudou e se tornou menos intensa, perguntei-lhe como sentia o cotovelo. Ela ficou espantada com o fato de a dor e o desconforto terem desaparecido completamente.

Em se tratando de alunos iniciantes, é comum descobrir que quando estão trabalhando em algum problema na base da coluna, em algum momento durante a sessão, o cliente diz que a energia está correndo para o pescoço. Como o pescoço e a base da coluna se interligam, o corpo está dizendo que é necessário trabalhar em ambas as áreas. Da mesma forma, quando trabalhando em uma condição de estresse repetitivo no pulso, os clientes costumam relatar que a energia está indo para o cotovelo, ombro, pescoço ou costas. Esses pontos têm mais probabilidade de estarem envolvidos nessa condição e surgirão por meio desse processo de sensações secundárias.

A energia pode curar problemas diferentes daqueles em que se está trabalhando?

Isso é muito comum. Visto que a energia irá para onde "quiser", todos os tipos de surpresas podem ocorrer. Entre as mais comuns estão aquelas em que pessoas com dor de cabeça descobrem que a sua sinusite também desapareceu. O contrário também pode acontecer: pessoas que se queixavam de sinusite constante relatam que as suas dores de cabeça desapareceram.

Uma vez, durante uma aula, dois alunos trabalhavam em uma mulher sentia tinha uma dor aguda na região dos sinos. Quando a sessão terminou, ela reclamava que ainda tinha os sinos doloridos. Então, expliquei-lhe que não se tratava de um sistema perfeito e que era preciso dar tempo ao tempo. Na manhã seguinte, ela telefonou dizendo que ainda tinha dores. Disse-lhe que isso pode acontecer de vez em quando. Então, contou-me que a sua visão, que sempre tinha sido 20/200, tinha agora repentinamente mudado para 20/25, e mesmo com os sinos ainda doendo, estava extremamente feliz!

Seria interessante relatar que a sua visão não se havia estabilizado em 20/25, mas estivera flutuando desde então. A partir daí, ela continuou a radiar energia nos olhos, e estes estão melhorando pouco a pouco.

Se a energia se movimenta automaticamente para os locais que dela precisam, por que é necessário colocar as mãos bem naqueles lugares mais problemáticos?

Se tivéssemos todo o tempo do mundo, isso realmente não teria importância, porém dadas as limitações de tempo, é muito mais rápido e mais eficiente ir para aqueles lugares que necessitam de cura. Você poderia encher a sua piscina só ligando a mangueira no jardim, mas seria muito mais fácil colocar a mangueira diretamente na piscina.

O Toque-Quântico e as emoções

Como o Toque-Quântico afeta as emoções da pessoa em quem estou trabalhando?

As emoções do cliente irão em geral tornar-se mais equilibradas e harmoniosas. A energia não faz distinção entre problemas físicos e problemas emocionais. Ela vai onde é necessário e faz pela pessoa o que precisa ser feito. Lembro-me de uma ocasião em que fui visitar um amigo para realizar uma sessão. Assim que cheguei à porta de sua casa, ele foi logo avisando que estava de extremo mau-humor naquele dia. Perguntei-lhe então: "Em que lugar do corpo está sentindo mau humor?" Respondeu: "Esta é uma pergunta bastante interessante; estou sentindo mau humor na parte superior do peito, na garganta, e na nuca." Pedi-lhe que se sentasse e eu veria o poderia ser feito. Para espanto dele, assim que terminei a sessão, o seu mau humor havia desaparecido. "O que fez comigo?", perguntou. Respondi que só lhe tinha dado um ajustamento de atitude.

O propósito das sessões de Toque-Quântico não é curar os problemas emocionais do cliente, mas é de fato ajudá-lo a encontrar maior equilíbrio emocional e, ao sentir-se mais centrado, ajudá-lo a trabalhar de forma mais efetiva e responsável com o processo das suas próprias emoções. Conheço uma psicoterapeuta que usa o Toque-Quântico para proporcionar ajuda mais efetiva aos seus clientes. Ela pergunta aos pacientes em que parte do corpo sentem as emoções. Então, com o consentimento deles, põe as mãos na parte em questão e começa a radiar energia. Ela é muito cuidadosa em certificar-se de que não existe insinuação sexual ou outras implicações através do toque. O resultado é que os seus clientes são ajudados a "mover-se" para um local em que eles são efetivamente mais capazes de lidar com as suas emoções.

Aspectos emocionais não resolvidos podem bloquear as vibrações da cura ou causar o retorno do estado de doença. Esse trabalho não exime os pacientes de terem de lidar com a sua própria cura emocional e psicológica. Se o Toque-Quântico pudesse substituir o processo emocional e a expressão saudável das emoções, eu o consideraria um obstáculo. Acredito que aprender a ser emocionalmente honesto conosco e a sentir e liberar as nossas emoções é uma habilidade essencial. Qualquer coisa que interferisse nessa parte fundamental do nosso crescimento seria contraproducente. Por sorte, o Toque-Quântico pode apenas auxiliar as pessoas a tornarem-se mais equilibradas, o que faz com que possam expressar-se melhor, perdoar melhor e liberar a energia necessária para o seu crescimento.

Como o Toque-Quântico pode afetar as minhas próprias emoções quando o estou usando?

Toda vez que um praticante de Toque-Quântico está radiando energia – seja trabalhando em si mesmo, com os toques de corpo inteiro, ou trabalhando em um cliente – ele aumentada a sua própria vibração e recebe algum benefício dessa energia. Além dessa cura suave por estar apenas radiando energia, o ato de doar-se é conhecido por realizar maravilhas em relação ao estado emocional do praticante. Eu próprio tenho vivenciado esse processo e inúmeros alunos me relatam como o ato de realizar uma sessão de Toque-Quântico eleva as suas emoções.

Finalizar uma sessão de Toque-Quântico

Quando a sessão está para terminar, você sente mudança nas sensações nas mãos?

Sim, isso acontece. Quando o cliente recebeu toda a energia necessária, o seu corpo simplesmente não a aceitará mais e você perceberá que o formigamento e outras sensações nas suas mãos diminuirão ou pararão por completo. Em muitos casos, conforme a sessão progride, pode ser que você sinta o seu corpo vagarosamente igualando a sua vibração energética a das suas mãos. Quando as vibrações são idênticas, você não será capaz de perceber nenhuma sensação, desde que continue tocando as mãos. É engraçado, mas todos que fazem o Toque-Quântico parecem achar que: "Eu não devo estar conseguindo radiar energia porque não sinto nada nas mãos". Então, quando você retira as mãos do paciente, sentirá as próprias mãos vibrando intensamente. Coloque de novo as mãos na outra pessoa e, mais uma vez, não sentirá nada. Isso é normal. É um sinal de que o processo está completo.

Tenho uma técnica secreta. Gosto de perguntar ao cliente como se sente. Se ele ainda estiver com dor, o meu palpite é que a sessão ainda não acabou. Contudo, não sou sempre capaz de chegar a esse ponto. Com a prática, desenvolvemos a sensibilidade de quanto a pessoa pode mudar a sua vibração, qualquer que seja a sessão.

A pessoa em quem eu trabalhava me pediu para interromper a sessão depois de dez minutos, dizendo que percebeu que chegou ao ponto em que não poderia mais suportar nenhuma energia. Isso é verdade?

Acontece às vezes de a energia recebida tornar-se desconfortável para o paciente, visto que a sua reação à cura é muito intensa. Isso é compreensível. Se parar nessa hora, fique ciente de que a sessão ainda não terminou e de que tampouco pode deixar o cliente naquele estado desconfortável. Se o paciente tiver esse tipo de forte reação ao processo de cura, recomendo que o praticante encoraje enfaticamente a continuação a sessão. Conforme o tempo vai passando, a reação deverá diminuir para ambos. Interromper a sessão quando a energia é extremamente intensa seria prematuro.

Como podemos determinar quantas sessões uma pessoa precisará?

Não existem regras rígidas sobre quantas sessões uma pessoa precisará. Se a pessoa apresenta um problema crônico, que se arrasta por muito tempo, então provavelmente o processo será mais rápido do que que tenha alguém com um problema agudo ou recente. Uma regra geral é continuar a trabalhar no cliente até que ele queira. Em geral, deixo o cliente decidir quantas vezes quer retornar. Para certos problemas, ele poderá solicitar uma sessão duas ou três vezes por semana, ou talvez até mesmo todos os dias. Isso depende. Não há restrição em agendar uma série de sessões para um problema crônico nas costas. Em longo prazo, é importante para eu perceber que estou fazendo progresso.

Depois de uma sessão

O que o seu cliente pode fazer após uma sessão para ajudar na sua própria cura?

Depois de concluída a sessão, se a pessoa que a recebeu foi capaz de continuar a radiar energia nas partes do corpo em que você trabalhou, pode intensificar e prolongar os efeitos do processo de cura.

Existe algo que deveríamos fazer para nosso paciente depois de completada a sessão?

Sugiro que seja fornecido ao paciente um copo de água. A sessão pode ter feito com que toxinas fossem liberadas e beber água pode auxiliar na lavagem dessas toxinas. Na minha opinião, é uma ideia excelente "carregar" o copo de água através da radiação de energia antes de ele ser ingerido (veja p. 179). Quando a sessão chega ao fim, as suas mãos ainda estarão radiando energia em alta vibração. Você, provavelmente, será capaz de carregar um copo de água de energia poderosa em cerca de três a cinco minutos.

Existe alguma chance de o Toque-Quântico ser prejudicial?

É possível prejudicar alguém radiando energia em excesso no seu corpo?

Que eu saiba, isso nunca aconteceu. É realmente impossível fornecer energia em excesso a alguém. Se uma parte do corpo recebe mais energia do que necessita, envia o excesso para alguma outra parte que precisa mais dela. A pessoa que recebe a energia terá sensações correndo para outro lugar, fornecendo informações úteis. Essa pergunta surgiu quando estive com o dr. Norman Shealy para ensiná-lo a radiar energia. Da perspectiva do dr. Shealy, não é possível prejudicar o cliente porque a energia só funciona como fator de equilíbrio. Quando o equilíbrio é atingido, a energia para de fluir ou apenas segue em frente.

Existe algum perigo em fazer o Toque-Quântico?

Que eu saiba, o Toque-Quântico não é perigoso. Já presenciei a sua eficácia em recém-nascidos, animais e idosos. Em mais de vinte anos, nunca testemunhei nenhum efeito negativo. Conforme afirmei antes, se fornecermos a uma pessoa mais energia do que pode usar, ela simplesmente não a absorverá.

Lembro-me de um caso em que tive receio de realizar uma sessão de Toque-Quântico em uma pessoa. Há alguns anos, conheci um homem que tinha sofrido um transplante de fígado e estava recebendo medicação para suprimir o sistema imunológico e evitar a rejeição do novo órgão. A minha preocupação era fornecer energia a ele e causar o fortalecimento do seu sistema imunológico, colocando-o, dessa forma, em risco de insuficiência hepática. Visto que eu não sei se esse fenômeno se realizaria, preferi errar pelo lado da prudência.

Existe o risco de alguém usar essas técnicas para prejudicar terceiros?

Em teoria, sim, mas não tenho informação de que alguém tenha tentado fazê-lo. O problema em tentar utilizar energia de modo negativo é que isso rapidamente se volta contra o agente. Quaisquer que sejam as razões, o mundo parece estar estruturado de forma que a tendência é rapidamente receber de volta o que se faz aos outros. Exceto isso, prejudicar conscientemente outra pessoa é uma maneira certa de diminuir a própria autoestima. Para qualquer pessoa disposta a manifestar o seu ódio dessa forma, eu poderia apenas sugerir que encontre maneiras saudáveis para liberar a raiva, o que pode ser enormemente fortalecedor.

O Toque-Quântico e outras modalidades

Você sugere usar o Toque-Quântico juntamente a outras modalidades de técnicas práticas de cura?

Sem dúvida. Na minha experiência, o Toque-Quântico pode ser usado para trabalhar conjuntamente ou então para aprimorar qualquer outra modalidade prática de cura. Considero o Toque-Quântico uma terapia transparente por ser tão facilmente incorporada a outras práticas. Se você estiver utilizando o Reiki, simplesmente realize o Toque-Quântico durante as sessões de Reiki. Para os praticantes de shiatsu ou acupressão, radie energia nos polegares ou demais dedos enquanto pratica normalmente o seu trabalho. Praticantes de massagem descobriram que é exigido um alto nível de concentração para ser capaz de radiar energia durante uma sessão. Depois de treinar por um tempo, eles se tornam habilidosos nessa prática. Tenho ouvido clientes relatarem que, após uma massagem com Toque-Quântico, sentem-se como que incandescentes. Quiropráticos também descobriram que conseguem usar o Toque-Quântico no lugar da maioria dos ajustes de "alta velocidade". Terapeutas de sacrocraniano dizem-me que o Toque-Quântico transformou a sua prática. A lista é longa. Essencialmente, o Toque-Quântico pode auxiliar na eficácia de muitas outras técnicas.

Qualquer indivíduo pode aprender a fazer o Toque-Quântico?

Pessoas com várias deficiências físicas – cegas ou surdas – seriam capazes de aprender a realizar o trabalho?

Certamente. Radiar energia depende de intenção, atenção e respiração. Uma pessoa que não possui as distrações causadas pela visão ou som pode sustentar o foco tão bem, e potencialmente até melhor, do que os seus colegas que conseguem ver e ouvir.

E as crianças também podem aprender a fazer o Toque-Quântico?

Claro. As crianças constantemente não apresentam nenhuma deficiência no aprendizado das técnicas. Se possuem o desejo de realizar trabalho de cura, podem ser tão eficazes quanto os adultos. Não é incomum a presença de crianças nas minhas aulas e, para a alegria dos pais, elas fazem um trabalho de cura maravilhoso.

Uma vez, em um dos meus cursos, uma mulher trouxe o seu filho de 11 anos, Zack, para uma aula. Zack divertiu-se muito descobrindo que conseguia fazer na aula exatamente o que os adultos conseguiam e tão bem quanto eles. Ajudou a mãe quando ela trabalhava em vários casos de lesões por *skate* e desalinho de postura. O amor que ele e a mãe dividiram durante aqueles momentos foi uma das coisas mais tocantes que já presenciei.

No caminho de volta para casa, Zack falou: "Sabe, sempre quis ter superpoderes e agora eu sinto que tenho!" Na escola, no dia seguinte, Zack disse ao amigo que tinha aprendido a curar os outros. O amigo, então, desafiou: "Cure-me". Ele perguntou ao amigo onde estava doendo, ao que este respondeu que não doía em lugar algum. Zack então respondeu que não poderia ajudá-lo se ele não tivesse dor. Imediatamente, o amigo bateu a mão na mesa o mais forte que conseguiu; a mão estava inchando e mudando de cor. Calmamente, Zack pegou a mão do amigo e começou a radiar energia nela. Alguns minutos depois, garoto comentou: "Ei, isso é muito legal!", e os dois saíram correndo para brincar.

Alguém tem de ser intuitivo para realizar esse tipo de trabalho?

Ser intuitivo não é, de modo nenhuma, um pré-requisito para ter sucesso na realização do Toque-Quântico. Enquanto algumas pessoas parecem possuir naturalmente uma capacidade para saber exatamente onde colocar as mãos, aprendi que uma enorme dose de bondade pode ser atingida simplesmente pelo uso da técnica "Onde está doendo?" Na maioria dos grandes resultados que tenho presenciado, foi empregada apenas essa simples forma de conhecimento.

Como os praticantes de Toque-Quântico se diferenciam uns dos outros?

Assim como cada flor é única e tem beleza própria, cada praticante parece ter uma energia única e bela. Nem todos têm a mesma energia. Alguns praticantes parecem apresentar melhor desempenho com ossos quebrados, outros com tumores. Eu, particularmente, pareço realizar um trabalho bom com ferimentos, inflamações, alinhamento estrutural e redução de dor. Outros curadores possuem dons em outras áreas. Acredito que um dia nós teremos uma forma de determinar qual a proficiência de determinada pessoa em se tratando de Toque-Quântico. Além disso, penso que no futuro descobriremos que os indivíduos serão capazes de se especializar em áreas como trauma, doenças do coração, câncer, assim por diante.

Você poderia apresentar alguns conselhos sobre uma sessão de Toque-Quântico?

- Mantenha sempre constantes as suas técnicas de respiração.
- Mantenha sempre a respiração conectada com as sensações enquanto estiver radiando energia. (Isso rapidamente se torna um hábito que os praticantes seguem sem nem mesmo se darem conta)
- Permaneça focado para manter a energia tão forte quanto for capaz.
- Preste muita atenção no que está sentindo nas mãos e use essa informação de maneira apropriada.

Ainda estou confuso. Como posso realizar o Toque-Quântico e não ser um curador?

A nossa linguagem pode ser muito deficiente em algumas áreas. A pessoa que realiza um trabalho de Toque-Quântico não é, de fato, um curador, embora esteja, de certa forma, curando. Quando fazemos o trabalho de Toque-Quântico, criamos um campo de energia com as nossas mãos. Com essa energia, criamos um ambiente vibracional para que a pessoa que está sendo trabalhada possa curar a si mesma. Acredito que não esgotamos a nossa própria energia quando trabalhamos em outra pessoa, mas, sim, usamos a energia do universo para sustentar esse campo energético na sua proximidade. O seu corpo entende esse campo de energia e, por meio da força da ressonância e sincronização, as células vão, paulatinamente, igualar a sua vibração à das suas mãos. De alguma maneira, durante esse processo, a "inteligência corporal" e a "inteligência espiritual" usam essa nova vibração para provocar a cura de forma apropriada às necessidades de quem a recebe.

Assim como ninguém pode comer por você ou rir por você, ninguém pode curar por você. Tenha certeza de que é o nosso corpo, e apenas o nosso corpo, que realiza a cura. Posto de forma simples, o corpo cura a si próprio. Na minha opinião, qualquer pessoa que afirme que pode curar não entende o mecanismo da cura.

O indivíduo que realiza o trabalho de "cura" está ali apenas para criar o ambiente em que a cura acontece, sem mais nem menos. Assim, quando eu digo aos outros que a minha profissão é ser curador, uso tão só o jargão comum. Pouca gente me entenderia se eu dissesse que sustento a ressonância para que as pessoas possam, harmoniosamente, entrar em sincronização com a minha vibração e curar a si próprias.

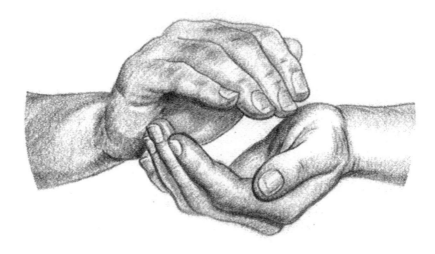

Capítulo 5
Técnicas Intermediárias

Parte II

*A força-vital é uma energia que circunda e penetra
em todas as coisas vivas. Talvez o mesmo pudesse
ser dito sobre o amor. A relação íntima entre
a força-vital e o nosso amor é um dos
grandes e persistentes mistérios.*

AS TÉCNICAS

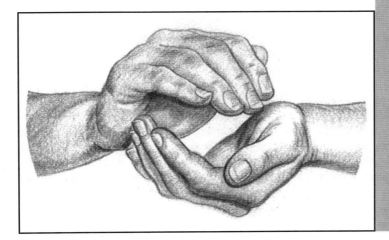

Se você foi capaz de fazer os exercícios de energia e respiração descritos no capítulo 3, já aprendeu as habilidades básicas de que necessita para ser um poderoso curador praticante. O jeito mais fácil de saber se isso é verdade é realizar esse trabalho em pessoas que você sabe que sentem dor.

Agora você está pronto para começar a aprender as técnicas intermediárias. Essas habilidades foratalecerão as técnicas básicas, mas não as substituem. Sou enfático em sugerir que continue praticando também as técnicas introdutórias – algo que nunca poderá ser exagerado. As técnicas intermediárias de que falaremos agora são opcionais, no sentido de que alguns praticantes fazem uso dessas técnicas, adotando algumas e não outras. O meu conselho é que encontre as técnicas que mais lhe agradem e que funcionem melhor na sua prática.

Fatores de ressonância

Quando ensino a radiação de energia, quero que você perceba como é fácil efetuar mudanças significativas. Se você tem praticado as técnicas do capítulo 3, acabará descobrindo isso por si mesmo. Agora é o momento perfeito para considerar o que eu chamo de "fatores de ressonância" na radiação de energia. Tais fatores têm a função de ampliar a própria ressonância e melhorar a qualidade e a força do trabalho de cura. Gosto de apresentar tais fatores nesse ponto porque eles se apoiam no que já foi aprendido, tornando as sessões de cura ainda mais poderosas.

Não tenha pressa, reflita e dedique-se a trabalhar com esses fatores de ressonância, pois melhorará as suas sessões de cura.

1. **Radie energia** – Os toques de corpo inteiro e outras técnicas direcionadas ao corpo que intensificam as suas próprias sensações físicas trazendo-as para as suas mãos são um componente essencial do Toque-Quântico. Quanto mais sensação for possível gerar no corpo por meio da intenção e da atenção, mais eficaz é o trabalho.

2. **Use as técnicas de respiração** – Como o fole que esquenta o fogo do ferreiro, a respiração é um componente essencial na ampliação da ressonância do trabalho de cura. Radiar energia é, em si, de grande valia, mas a combinação desta última com a respiração é muitas vezes mais poderosa que cada uma delas separadamente. Em geral, quanto maior o volume de ar que se movimenta, mais eficaz é o trabalho. Lembre-se de respirar durante todo o tempo das suas sessões. Isso não apenas aumentará a vibração para a cura, mas também o protegerá de absorver a energia da outra pessoa no decorrer da sessão, o que o esgotaria. Respire profundamente, quanto mais ar melhor, desde que isso não o deixe zonzo.

3. **Conecte a respiração com a energia** – Mais importante que simplesmente realizar a respiração ou radiar energia é conectar as duas.

Com a prática, a respiração e as sensações se tornarão completamente ligadas uma na outra. Quando a respiração e as sensações nas mãos estiverem totalmente ligadas, você será capaz de sentir como cada inspiração está afetando e, frequentemente, aumentando, as sensações de suas mãos. Quando chegar a esse ponto, você realmente estará fazendo bem seu trabalho. Da mesma maneira que assoprar brasas torna-as mais acesas, quanto mais ar você movimentar, mais poderosa a sua energia se tornará.

4. **Lembre-se sempre da intenção** – A sua intenção de curar é um aspecto importante do trabalho. Para a maioria das pessoas, o desejo de ajudar outra na sua cura é uma resposta quase natural e instintiva. Quando vemos alguém com dor, sentimos vontade de ajudar. Essa reação e desejo de ajudar é tudo o que é preciso.

Talvez você se surpreenda com isso, mas alguém pode estar nervoso, deprimido, de luto, ou mesmo revoltado e ainda fazer um excelente trabalho de "cura". A realização do Toque-Quântico em si irá, na maior parte dos casos, levantar as suas emoções. A simples intenção de ajudar é suficiente para realizar muito bem o trabalho. Quando falo de "ter a intenção de curar", algumas pessoas começam a duvidar de si mesmas e das suas intenções. Na verdade, o desejo das pessoas de ajudar estava mais do que evidente pelo simples fato de elas frequentarem o meu curso ou de gastarem o seu tempo lendo este livro. Não é preciso esperar até que atinja a "perfeição" ou alguma beatitude ou iluminação para ajudar.

Ademais, é importante perceber que a sua intenção na verdade transcende o seu presente estado emocional, isto é, o seu desejo de curar é muito mais importante que as emoções momentâneas que você porventura esteja sentindo em um instante ou em outro.

5. **Faça uma escolha entre sentir amor e gratidão** – Como já foi visto aqui, só radiar energia pelo seu corpo e conectá-la com as técnicas de respiração já produz um tremendo poder curativo. Disse antes, neste livro, como amar faz parte da nossa natureza e como o simples ato de observar uma criança brincar causa naquela criança o sentimento de ser amada, visto que a atenção é uma forma de amor. Não temos de "tentar" amar durante uma sessão porque isso faz parte da nossa natureza. Os cães não têm de tentar ser cães, assim como as árvores não precisam tentar ser "mais árvores". Os seres humanos são naturalmente criaturas que amam e, no Toque-Quântico, não temos de fazer nenhum esforço adicional para nos comportarmos assim. Essa é a razão pela qual apenas radiar energia pode causar resultados profundos e magníficos.

Isso posto, devo também afirmar que é possível realizar um trabalho ainda melhor para você e para a pessoa em quem estiver trabalhando por meio dos estados de amor e/ou gratidão. O que quer que faça, não se force a tentar sentir alguma coisa que você não é ou não encontra no momento. Se não estiver se sentindo cheio de amor para dar ou cheio de gratidão, não se sinta culpado por realizar uma sessão ruim (porque não está). Mas se for capaz, traga conscientemente para si sentimentos de amor e gratidão. Permita-se sentir alegria e experimente as sensações tácteis no seu corpo que o amor e a gratidão o farão sentir. Qualquer coisa na sua vida pode trazer os sentimentos de gratidão ou amor. Eis a dica: aumente a sua vibração. Tenho a impressão de que ficará muito feliz com os resultados. Amor e gratidão são o oposto de autopiedade ou presunção, fatores de ressonância que seria melhor evitar por completo. Colocar-se em um estado de gratidão pode elevar a sua ressonância e causar melhoras profundas no seu trabalho.

6. **Tenha uma expectativa positiva** – Praticar uma expectativa honesta de que o corpo pode não apenas curar, mas tem em si a sabedoria para assim proceder, pode elevar e melhorar a ressonância do praticante. O truque para manter uma boa expectativa é ser sempre honesto sobre onde você está e esperar o melhor, com base no seu nível de experiência e confiança. Um excelente ponto de partida é dizer a si mesmo: "Não sei se será possível curar isso ou não, mas estou disposto a ver o que acontece, e sei que o corpo tem um projeto da sua totalidade, ao qual tem capacidade de acessar". Não precisamos saber como é possível, mas apenas estarmos abertos para o fato de que isso é verdade. Assim procedendo, tenha em mente que o corpo tem sabedoria e capacidade para curar a si próprio, sabedoria e a capacidade de ultrapassar de longe a compreensão humana. Ao sustentar a crença de que isso é possível, quantos milagres podem acontecer, novas possibilidades surgirão. Assim como intenção e atenção são necessárias para radiar energia, a expectativa é um fator potente e valoroso na intensificação da vibração. Muitos dos maiores curadores que conheci sustentaram conhecimento e expectativa de que curas incríveis acontecem frequentemente e desenvolveram uma atitude nas suas sessões permeada de um senso de expectativa positiva.

7. **Peça ajuda** – Para aqueles que operam dentro de um sistema de crenças espirituais, as coisas sempre podem tornar-se mais fáceis se pedimos ajuda a um poder superior, qualquer que seja a maneira pela qual o percebamos. Pedir ajuda, de modo sincero, é uma atitude nobre. Aqui vai uma grande dica: quando você pedir ajuda, experimente as sensações táteis da ajuda que estiver recebendo.

8. **Dê-se por inteiro** – Quando estiver realizando uma sessão, invista 100% de você mesmo e notará que os resultados serão substancialmente melhores. Dar-se por inteiro pode significar evitar quaisquer outros pensamentos, concentrando-se na sua respiração e fazendo a conexão com as sensações nas mãos, até mesmo perdendo a noção de tempo e espaço. Em algumas ocasiões, quando nos dedicamos por inteiro, parece que desaparecemos do processo, isto é, que saímos do caminho, deixando a energia fazer o trabalho. Dedicação integral pode ser entendida como trabalhar tão arduamente quanto possível, e também entrar em um estado de relaxamento tão profundo quanto possível.

9. **Não se apegue aos resultados das sessões** – Conforme foi dito antes, a definição de um grande curador é a de alguém que estava muito doente e se curou rapidamente. Quando pensamos a esse respeito, chegamos à conclusão de que o "curador" é, na verdade, aquele que facilita a cura. Quando se realiza o Toque-Quântico, não se está realmente curando ninguém. O que se está fazendo é intensificando o campo de vibração para permitir que a vibração do outro corpo seja ampliada pelo poder da ressonância e da sincronia. Quando realizamos o Toque-Quântico, não é responsabilidade nossa que a pessoa em quem estamos trabalhando seja curada, visto que não podemos curar outra pessoa além de nós mesmos. No entanto, é responsabilidade nossa sustentar uma vibração tão intensa quanto possível, pelo tempo que for necessário, com o objetivo de realizar o melhor trabalho de que formos capazes.

Existiram situações em que, a despeito dos meus melhores esforços, não houve melhora aparente. Assim como eu verdadeiramente não posso levar o crédito pela cura dos meus clientes, tampouco posso levar a culpa por eles não mostrarem melhora. A maneira pela qual um paciente responde a esse trabalho depende de sua própria habilidade de receber a energia curadora e de sustentar aquela vibração. Não podemos julgar sempre a eficácia do que estamos fazendo no exato momento em que estamos executando. O trabalho do curador é sustentar a vibração mais intensa de que é capaz e ponto final. Em algumas ocasiões, existem fatores que impedem a cura em dado momento. A energia do praticante pode não ser a energia específica de que eles necessitam naquele instante.

Em outras ocasiões, o indivíduo pode não estar preparado para ser curado: talvez existam algumas lições emocionais que precise aprender ou outros fatores. Alguns desses fatores podem ser compreensíveis, mas outros podem estar além do nosso entendimento. O ponto é que não precisamos julgar a nós próprios como bons ou ruins, ou então ficarmos dependentes dos resultados de uma sessão. É possível sempre torcer pelo melhor e até mesmo esperar pelo melhor, e isso ajuda no ajuste da nossa própria ressonância. Devemos perceber que, no final das contas, a cura não é responsabilidade nossa; estamos apenas agindo como catalisadores para permitir que os nossos clientes curem a si próprios.

10. Confiança – Confiar em si mesmo pode ter um efeito maravilhoso na elevação da própria ressonância. Essa confiança é multifacetada: pode-se ter confiança de que o próprio amor é bom o suficiente e que a habilidade para intensificar a ressonância é boa o bastante. Pode-se também ter confiança de que o que quer que aconteça durante uma sessão, talvez uma intensa descarga emocional, ou talvez alguma forma de uma dramática descarga física, fez por bem acontecer. Finalmente, pode-se, de maneira pura e simples, confiar no processo, seja lá como for. Se os sintomas parecerem piorar, o praticante poderá manter uma atitude calma e continuar a radiar energia com mãos reconfortantes até que a dor tenha desaparecido.

Empregue o tempo necessário para aplicar conscientemente os fatores de ressonância, realizando sessões de Toque-Quântico. Isso pode exigir um pouco de esforço, mas os resultados são extremamente compensadores. Os fatores de ressonância podem ser muito mais do que uma simples lista pela qual passamos rapidamente os olhos. *Dê tempo a si mesmo para se permitir trabalhar com cada um dos fatores e preste atenção em como eles exercem impacto sobre as sensações nas suas mãos.* Torne os fatores de ressonância tão reais quanto for capaz e verá uma grande evolução no seu trabalho de cura.

Exercícios intermediários para radiação de energia

Criando um redemoinho de energia

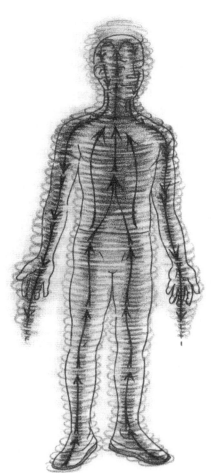

A energia não se move por linhas retas. Desde elétrons, passando por planetas até galáxias inteiras, tudo está em movimento circular. Como exemplos de física cotidiana, uma bola de futebol ou um disco de *frisbee*, ambos cortam o ar que os circunda mais eficientemente em razão do seu movimento rotativo. Os projéteis que saem de uma arma alcançam o seu alvo com mais rapidez e maior capacidade de penetração justamente porque estão girando quando saem do cano. Quando conseguimos fazer a energia girar, estamos ao mesmo tempo intensificando a vibração e o potencial para que a energia penetre.

Quando radiar energia em si próprio, fazendo toques de corpo inteiro, tente fazer um movimento circular, no sentido horário ou anti-horário, por toda a superfície do corpo (a direção não importa). Sentado ou deitado, sinta a energia circular por suas pernas, subindo em círculos para o tronco até a cabeça e depois descendo para os braços até as mãos. Quando a energia estiver nas mãos, circule-a pelas palmas.

Agora, tente criar um redemoinho de energia através e em volta do corpo, a um só tempo. Acelere a rotação usando a sua intenção e veja o quanto pode sentir.

Essa técnica requer muita prática, mas certamente valerá o tempo gasto em desenvolver essa habilidade. Com paciência, você será capaz de sentir uma grande quantidade de energia circulando fortemente através de todo o corpo em qualquer momento que desejar. Lembre-se, aqui é fundamental usar a imaginação e a intenção para conseguir causar em si próprio uma sensação tátil. Quanto mais sensação tiver, mais eficaz será. Apenas imaginar a energia não alcança nem de longe o mesmo resultado que usar a sensação tátil para esse trabalho.

Trabalhando com chacras e cores

Antes de conhecer Rosalyn Bruyere, uma curadora muito respeitada, alguém me havia dito que ela podia ver a energia. Apesar da sua excelente reputação, eu havia me tornado cético em relação a qualquer indivíduo que dissesse poder enxergar energia, e tinha também desenvolvido um pequeno teste para descobrir se a pessoa estava dizendo a verdade. Até aquele momento, ninguém tinha passado no teste. O teste consistia em radiar energia da maneira mais forte possível com apenas uma das mãos e, então, perguntar informalmente à pessoa o que ela estava vendo. Assim, quando tive a oportunidade, concentrei em geral uma grande carga energética na mão e pedi a Rosalyn que desse uma olhada na energia da minha mão. Rosalyn olhou-me nos olhos e perguntou: "Porque está radiando toda essa energia através da mão?" Respondi que queria saber se ela era realmente capaz de ver energia. Ela riu e disse: "Vejo a energia muito claramente, obrigada". A mensagem tinha sido entendida.

Tempos depois, Rosalyn explicou em uma aula que quando se foca a atenção nos centros de energia conhecidos como chacras, a energia que sai das mãos tem a cor do chacra em que a atenção está focada. Novamente, eu queria testar a afirmação. "Qual cor está vendo nas minhas mãos agora?", focando a minha atenção no terceiro chacra. Sem hesitar, disse ela: "Amarelo". Após dois segundos, perguntei de novo, dessa vez com a atenção focada no meu quinto chacra. "Que cor vê agora?", ao que ela de imediato respondeu: "Azul". "OK, que cor está vendo agora?". "Verde", respondeu. Eu podia perceber que ela estava ficando irritada com esse joguinho, mas confirmei dois fatos. Primeiro, que ela era verdadeiramente capaz de ver energia; segundo, que focar atenção nos chacras muda a vibração e a cor da energia proveniente das mãos.

Radiar energia através de um chacra particular pode aumentar a vibração que se está pondo para fora por meio das mãos. Em vez de tentar ser brilhante, como vidente ou como intelectual, para descobrir exatamente qual a cor de que qualquer parte do corpo necessita, pode-se colocar para fora todo o espectro de cores e deixar o corpo decidir qual delas necessita e, assim, obtê-la por si só. Isso é o que chamo de estratégia "multivitamínica" de cura. Visto que as plantas não se dão bem com uma única frequência de luz, parece razoável que o corpo também não se contente com uma única frequência de energia. Para as plantas, assim como para as pessoas, acredito que o espectro total seja a solução.

A técnica de espectro total usando os chacras

Aprendi uma variação dessa técnica em uma meditação que trabalha com os chacras. Foi-me ensinada por um mestre espiritual chamado Lazaris e eu a adaptei para o propósito da cura.

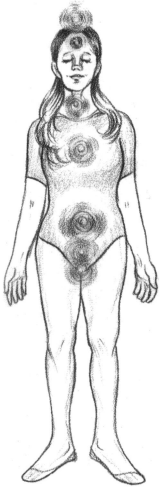

Primeiro chacra

Primeiro, foque toda a sua atenção na base da espinha, na área do períneo, entre os órgãos genitais e o ânus, e sinta uma bola de luz vermelha naquele local. A cor é de um vermelho intenso. A sensação tátil é muito mais importante que a visualização. A visualização é usada antes para ajudá-lo a sentir a sensação corporal. Use a técnica de respiração 2-6 e, na contagem até 6 da expiração, foque a atenção na área do primeiro chacra.

Conseguida a sensação tátil da área do primeiro chacra, comece a girar a "bola de luz" no sentido horário ou anti-horário – qualquer um que seja mais confortável. O importante aqui é que a sua intenção esteja causando uma sensação crescente. Desde que a energia acompanhe o pensamento, quanto maiores a intenção e atenção, maior será a sensação. Permaneça alguns minutos percebendo o quão forte pode sentir a sensação do seu primeiro chacra.

Segundo chacra

Foque toda a atenção na área bem atrás dos órgãos genitais. Sinta uma bola de cor laranja brilhante, resplandecendo. Use a técnica 2-6, enviando energia ao chacra e fazendo girar a bola em qualquer direção. Não é necessário ser a mesma direção do primeiro chacra. Empregue alguns minutos trazendo o máximo de sensação de que for capaz ao segundo chacra.

Terceiro chacra

O terceiro chacra está na área do plexo solar, acima e abaixo do umbigo, aproximadamente do tamanho da mão espalmada. Sinta uma bola amarela, da cor do sol, brilhante, e sinta-a girar em uma direção que lhe seja confortável. Permaneça alguns minutos levando tanta sensação quanto possível e use a técnica de respiração 2-6 para levar ainda mais sensação para aquela área.

Quarto chacra

Foque a atenção na área do coração e sinta uma bola brilhante, cor verde-esmeralda, aproximadamente do tamanho do seu punho. Faça a bola girar em qualquer direção e use a técnica de respiração 2-6 para levar mais sensação para aquela área. Novamente, fique alguns minutos tentando levar mais sensação para aquele local.

Quinto chacra

Na área da garganta, sinta uma pequena, porém intensa, bola luminosa da cor azul-celeste. Faça com que a bola gire em qualquer direção e mais uma vez use a técnica 2-6 para levar mais sensação a esse chacra. Como anteriormente, continue levando sensação para o local por alguns minutos.

Sexto chacra

A área bem no centro da testa é onde está localizado o sexto chacra, também conhecido como o terceiro olho. Sinta uma pequena bola de cor ametista, um roxo avermelhado, e faça-a girar para qualquer lado. Use a técnica de respiração 2-6 para aumentar a intensidade da sensação, enquanto foca a atenção nessa área por alguns minutos.

Sétimo chacra

Na área do topo da cabeça, sinta uma bola de intensa luz violeta. Sinta-a girar na direção que lhe for mais confortável e use a técnica 2-6 para levar mais sensação e energia para aquele local. Passe alguns minutos aumentando a sensação.

O espectro inteiro, um chacra de cada vez

Tente radiar energia em alguém, em um chacra por vez. Foque no primeiro chacra e respire algumas vezes. Continue esse processo com cada um dos outros chacras. Certifique-se de que está utilizando todos os sete chacras para que o corpo possa escolher as energias que quiser usar para o processo de cura.

Recentemente, durante uma aula, um dos meus alunos radiava energia através de cada chacra em sua amiga. Quando chegou ao sexto chacra, a amiga lhe disse que se sentia como se estivesse flutuando. Sem comentar nada, ele tentou de novo radiar energia no corpo dela através de chacras diferentes. Novamente, cada vez que radiava energia do seu sexto chacra, ela se sentia como se flutuasse.

O espectro inteiro, todos os chacras de uma vez

Imagine uma bola de luz resplandecente e girando em cada chacra, mas, desta vez, tente fazer com que todos os sete chacras girem ao mesmo tempo.

Comece no primeiro, vá para o segundo, terceiro, e assim por diante, mas certifique-se de que estão todos girando. Conforme for subindo em direção ao sétimo chacra, dê um empurrãozinho em algum chacra que não estiver girando. Ao fim do exercício, você será capaz de ter todos os sete chacras girando ao mesmo tempo. Quando estiver girando todas as cores de uma só vez, verá uma luz branca. Continue a usar a técnica 2-6 para aumentar a sensação e força desse exercício.

Um modo de facilitar o exercício é imaginar que possui uma manivela e que ao manipulá-la terá todos os sete chacras girando simultaneamente. Mais uma vez, continue a usar a técnica 2-6.

Repita o exercício; porém, dessa vez, imaginará que pode ouvir cada chacra girando. Quanto mais rápido eles girarem, mais intensa será a frequência do som. Agora faça com que todos os chacras comecem a girar, um por um, e ouça cada um deles emitir um som que se torna mais e mais alto conforme aumentam de velocidade. Use a imaginação e veja se consegue sentir faíscas de luz saindo dos chacras conforme eles giram em alta velocidade. Continue a usar a técnica de respiração 2-6 para aumentar a força e a sensação deste exercício.

Conseguir fazer os chacras girarem antes de começar uma sessão pode funcionar muito bem. Ocasionalmente, durante a sessão, pode ser necessário girá-los outra vez.

"Tonar"

"Tonar" é uma maneira extremamente poderosa de aumentar o impacto das sessões de cura. Para muitos, "tonar" é a maneira favorita de radiar energia. Tonar significa cantar um tom, em voz alta ou na cabeça. Quando estivesse realizando trabalho de Toque-Quântico, você pode ampliar a intensidade do seu trabalho se começar a tonar, tanto em voz alta como interiormente. Embora tonar em voz alta possa parecer estranho ou fora de contexto para muitas pessoas, além de poder até mesmo amedrontar alguns, é bom saber que tonar mentalmente pode funcionar tão bem quanto em voz alta.

Tente fechar a mão suavemente e radiar energia nela. Quando estiver sentindo energia ardentemente, tente cantar um tom bem alto. Preste bastante atenção em como a energia das suas mãos mudará. Agora tente cantar notas diferentes. Pode cantar uma série de notas mais altas e perceber qual delas tem a vibração mais forte nas suas mãos.

Quando se acostumar a tonar em voz alta, tente fazê-lo em silêncio. Tone mentalmente várias notas e preste bastante atenção nas sensações em suas mãos. A maioria das pessoas perceberá que certos tons mentais causam maior sensação enquanto outros produzem menos sensação.

Ao realizar uma sessão de Toque-Quântico, descubra os tons (em voz alta ou mentalmente) causadores da sensação mais forte nas suas mãos e os tone enquanto estiver radiando energia. Você pode calibrar os tons usando a estratégia de explorar vários sons de vogais para encontrar aqueles que possuem as maiores qualidades ressonantes.

O problema de tonar em voz alta durante uma sessão é que nós frequentemente diminuímos o ritmo da nossa respiração à medida que expiramos. Quando se diminui o ritmo da respiração, a tendência é diminuir a vibração e assim se tornar mais suscetível a absorver a energia da pessoa em quem se está trabalhando. A solução para esse problema é usar a técnica do "tom respiratório".

A técnica do tom respiratório

Enquanto estiver tonando, certifique-se de expirar todo o ar, até a contagem de 4 ou 6. Isso produz um "tom respiratório". Se sussurrar alto, terá uma ideia de como soa o tom respiratório. Isso pode não soar tão bem, mas manterá alto o seu nível de energia e logo poderá ser mais eficaz e ficar mais bem protegido durante duas sessões. Quando estiver tonando, é vital manter a respiração tão forte como se não o estivesse fazendo. A respiração protege-o de igualar a sua vibração da pessoa em quem está trabalhando. Expirar uma grande quantidade de ar enquanto estiver cantando o tom resolverá o problema.

Fazendo o cliente aumentar a sua própria vibração

Outra forma de intensificar a vibração da sessão é contar com a ajuda da pessoa em quem estamos trabalhando. A forma mais fácil de fazê-lo é solicitar ao paciente que foque toda a atenção no local que estiver sendo tocado. Instrua-o a prestar muita atenção e ter o máximo de sensações de que for capaz, seja sob as mãos ou em qualquer outra parte do corpo. A segunda estratégia é que o cliente respire profundamente, como se estivesse respirando diretamente no local tocado no momento. Isto é, ele deverá sentir como se a respiração estivesse vindo através da área de contato. A terceira forma é o cliente relatar ao praticante quaisquer mudanças nas suas sensações na área que estiver sendo trabalhada, assim como em qualquer outra parte do seu corpo. O praticante deverá pedir ao paciente que faça as técnicas de respiração 1-4 ou 2-6. Use 1-4, caso esteja sentindo dor, e 2-6 ou respiração circular durante o resto da sessão.

Ao focar a atenção na área tocada, a pessoa trará a sua própria consciência para aquele local. Quando estiver levando o poder da sua respiração para aquela área, intensificará a vibração em e você sentirá um aumento de sensações nas suas mãos. Um outro modo de fazer isso é pedir ao paciente que imite o seu padrão de respiração, de forma que as duas respirações se sincronizem. Isso pode ser bastante eficaz, e os resultados falarão por si.

Sobrepondo mãos e sessões em grupo

Os resultados das sessões em grupo podem ser exponencialmente mais fortes do que uma pessoa trabalhando sozinha. Acontece algumas vezes, durante as demonstrações do meu trabalho para um grande público, de encontrar alguém que não responda à energia.

Quando isso ocorre, entrego essa pessoa a alguns estudantes que, em geral, são capazes de realizar o que eu não pude.

Quando um indivíduo põe as mãos em forma de sanduíche sobre uma área necessitada de cura, as mãos estão estabelecendo uma poderosa ressonância entre si e o local dolorido. Entretanto, quando dois indivíduos estão trabalhando em alguém, em vez de criar ressonância entre si próprios e a pessoa com dor, os praticantes estão criando ressonância um com o outro. Essa nova e extraordinária ressonância é, com frequência mais poderosa do que trabalhar sozinho.

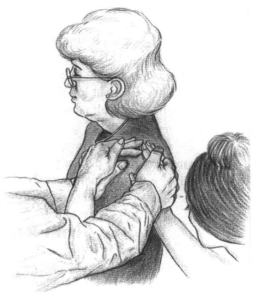

Eu realmente gosto de trabalhar em grupo – talvez porque seja preguiçoso, ou porque goste de ser eficaz. De qualquer forma, quando tiver um amigo ou um cliente que não esteja aparentemente respondendo, você pode tentar fazer uma sessão em grupo. Algo realmente mágico acontece quando duas ou mais pessoas se juntam.

Existe uma maneira muito forte para duas pessoas trabalharem juntas – chamamos isso de o "Clube Sanduíche". Os dois praticantes farão um sanduíche com as mãos no local que pretenderem trabalhar. Cada praticante colocará uma das mãos no cliente e a outra mão sobre uma das mãos do outro praticante.

Lembro-me de quando meu amigo Paul me ligou e contou que o amigo dele, Rick, havia caído de uma altura de mais de 6 metros. Uma das costelas perfurou um pulmão e os médicos tiveram de bombear dois litros e meio de sangue do pulmão direito para lhe salvar a vida. Quando Rick teve alta do hospital, cerca de uma semana após o acidente, mal conseguia caminhar e não era capaz de dobrar o corpo. A respiração era dolorosa e superficial no pulmão direito.

Como Paul havia concluído o meu curso de Toque-Quântico cerca de uma semana antes do acidente, decidi realizar uma sessão com a ajuda dele. Para aumentar o poder da sessão, usamos a técnica das mãos sobrepostas. Coloquei uma das mãos no peito de Rick e pedi a Paul que pusesse uma das suas nas costas dele na mesma direção da minha mão. Então, coloquei a outra mão na de Paul e ele colocou a outra mão na minha, de maneira que ambos tínhamos uma das mãos diretamente sobre Rick, Paul tinha uma das mãos sobre a minha e eu uma das minhas sobre a dele.

Dessa maneira, Paul e eu criamos uma nova e muito poderosa ressonância que Rick poderia usar para curar a si próprio. Conforme a sessão progredia, Rick começou a gemer e a inclinar-se sobre o tronco. Brinquei com ele, dizendo que pelos sons que estava emitindo ou estava sentindo-se muito bem ou estava em meio a uma relação sexual memorável. Ele riu, o que fez aumentar a sua dor, e disse: "Isso é muito melhor do que sexo". Na sequência do trabalho, a sua respiração tornou-se muito mais aberta e livre. Em aproximadamente uma hora, ele era capaz de se inclinar e se virar livremente, ao passo que, antes do trabalho, mal podia mover-se. No dia seguinte, quando Rick voltou ao consultório, o seu médico ficou espantado porque ele tinha recuperado o uso de 60% do pulmão direito. O médico perguntou-lhe se tinha feito o exercício de tosse que ele havia prescrito. Rick respondeu que não, mas que uns amigos seus lhe haviam radiado energia no pulmão. O médico, então, disse algo interessante: "Não quero nem ouvir falar disso". Rick então perguntou se a medicina era uma ciência empírica ou uma religião dogmática; o médico pensou por alguns instantes e repetiu estas palavras profundas e memoráveis: "Não quero nem ouvir falar disso".

Encorajo todos a explorar essa área de trabalho. Sempre que puderem realizar uma sessão com outro praticante de Toque-Quântico experiente, realizem, pois é uma maneira excepcional para potencializar a eficácia das suas sessões, além de ser uma experiência muito agradável.

Capítulo 6

Técnicas Avançadas

A profundidade, o enigma, o poder e brilhantismo do seu amor não são apenas maior do que você sabe, é maior do que você sequer poderia imaginar.

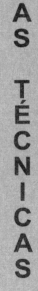

Parte II

AS TÉCNICAS

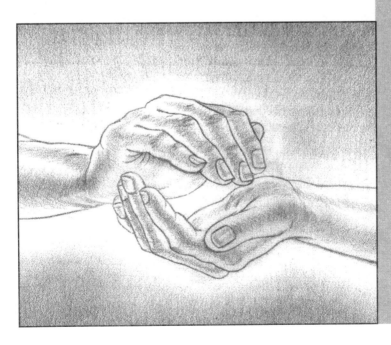

Recomendo que se desenvolvam sólidos fundamentos tanto em habilidade quanto em confiança com as técnicas básicas e intermediárias antes de começar a trabalhar com as técnicas avançadas. Como ficará claro, não é necessário usar todas as técnicas intermediárias. No entanto, é essencial desenvolver a habilidade de usar as técnicas básicas, visto que são um forte fundamento para as outras. As técnicas intermediárias e avançadas podem aumentar em muito a força do trabalho de cura. As avançadas em geral requerem habilidades que são naturalmente adquiridas depois que se obtém sucesso no uso das técnicas básicas e intermediárias. Recomendo enfaticamente que se pratiquem estas últimas por cerca de vinte ou trinta horas antes de começar a usar as técnicas avançadas. Também devo informar que existem muitos curadores extraordinários que usam apenas as técnicas básicas, conseguindo resultados maravilhosos. A coisa mais importante não é quantas dessas técnicas se conhecem, mas o quão prática e capacitada a pessoa se torna.

Em meus *workshops* de Toque-Quântico, é muito estimulante para mim chegar a esse ponto nas aulas. Ao começar a aprender as técnicas avançadas, o nível de entusiasmo na sala sobe e, então, começamos a ouvir as pessoas contarem curas extraordinárias que elas próprias vivenciaram ou participaram.

As técnicas e exercícios "avançados" são construídos com base nas habilidades adquiridas por meio da realização dos exercícios básicos e intermediários. Recomendo desenvolver uma sólida base antes de começar a realizar esses exercícios. Essas técnicas são, em geral, mais poderosas que as precedentes e requerem níveis mais altos de habilidade ou confiança que são obtidos por meio da experiência.

A técnica "Aquilo que você mais ama"

(Também conhecida como a "Técnica de Julius")

Essa é uma das mais fáceis e naturais técnicas. Ao longo dos anos, tenho ouvido histórias parecidas de pessoas que, mesmo sem treinamento formal em cura prática, de um momento para outro, sentiram uma inspiração e ficaram espantadas por obterem resultados tremendamente bem-sucedidos. Tempos depois, quando tentaram de novo, não tinham a menor ideia do que acontecera ou como elas haviam realizado aquilo. Na minha opinião, a técnica "aquilo que você mais ama" foi, ao que tudo indica, o segredo do seu sucesso singular.

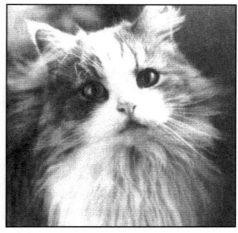

Quando podemos conectar-nos com as profundezas do nosso amor, mudamos a vibração das nossas mãos. Minha amiga Billie tem, e adora, cerca de dez gatos, a qualquer momento da sua vida. Todos os seus gatos são especiais e os mais carinhosos companheiros, mas, como ela gosta de dizer, um gato, em especial, faz o seu coração "borbulhar". Esse gato se chama Julius e tem a habilidade de fazer uma expressão espetacular de adoração que é de todo espantosa (veja foto). Billie aprendeu a acessar o amor que sente por esse gato especial para fortalecer as suas sessões de cura, e qualquer um pode fazer o mesmo. Gratidão, alegria e amor são contagiosos.

Escolhi colocar essa modalidade na seção de técnicas avançadas do livro, não por ser difícil, mas porque eu gostaria que o leitor ficasse convencido por completo, que soubesse, que não preciso usá-la para conseguir resultados surpreendentes. Quando alguns dos meus alunos tentaram forçar a si mesmos a usarem essa técnica, tudo o que conseguiram foi sentirem-se desconfortáveis com os seus esforços. O segredo de usar a técnica do "aquilo que você mais ama" está no fato de ser utilizada quando tal não exigir nenhum esforço especial para mudar o seu estado de espírito.

***O seu amor pode ser capturado para se tornar
uma grande e maravilhosa força de cura***

1. Lembre-se e vivencie novamente alguém ou algo em na sua vida que o tenha feito sentir enorme sensação de amor, gratidão, felicidade ou alegria. Apenas abra as suas emoções e pense na pessoa, situação, animal, planta ou algo que ilumine e inspire a sua paixão.

2. Deixe que essa emoção lhe preencha o corpo com o máximo de sensação tátil possível. Preste atenção em qual local de seu corpo você sente a emoção. Por exemplo, se sentir o amor no peito, sinta-o lá com o máximo de sensação que for capaz de gerar e deixe que ele se espalhe pelo corpo.

3. Radie as sensações táteis do seu amor, alegria, felicidade ou gratidão para as suas mãos e combine-as com as técnicas de respiração. É muito simples. Use a sua intenção para mover as sensações táteis da emoção através do corpo e, em seguida, para as mãos.

É possível também usar qualquer outra emoção extremamente positiva em vez do amor. Outras emoções úteis que podem ser usadas incluem entusiasmo, satisfação, encantamento e inspiração.

Por favor, não tente forçar a si mesmo a sentir emoções positivas, porque isso não é eficaz, nem mesmo agradável. Use aquelas emoções que vêm facilmente e apenas utilize essa técnica se estiver em um estado de espírito que o permita.

A respiração de descida

Descobri a respiração de descida porque, após vinte anos, eu me surpreendi respirando naturalmente dessa forma. Isso requer um nível de habilidade que muitos iniciantes podem achar difícil.

Inspire no padrão 1-4 ou 2-6 e, quando tiver acabado de inspirar, deixe o ar sair devagar no começo da expiração. Ao mesmo tempo que continua a expirar, acelere aos poucos a expiração até a contagem de 4 ou 6, dependendo de qual técnica estiver utilizando; como se a sua velocidade fosse aumentando à medida que você descesse uma colina. O truque aqui consiste em prestar muita atenção das sensações das mãos. Será preciso sentir a energia nas mãos fortalecendo-se conforme solta mais e mais o ar. Uma imagem que pode ajudá-lo a visualizar o que estou descrevendo é imaginar que está assoprando carvão quente. Quanto mais forte expira, mais brilhante o carvão aceso se torna.

Coloquei essa técnica na seção avançada porque será necessário ser capaz de sentir claramente a intensidade da sensação aumentando nas mãos conforme expira. Não se esqueça de absorver grandes quantidades de ar e não expire além da contagem até seis.

Tonagem harmônica

Para aqueles que gostam de utilizá-la, a tonagem harmônica é uma maneira excepcional de ampliar a força das sessões de Toque-Quântico. Assim como com os outros tipos de tonagem usados no Toque-Quântico, nunca termine a sua expiração antes da contagem de seis. Com a tonagem harmônica, é possível tonar mentalmente mais de uma nota de cada vez para criar harmonias. Experimente com vários tons e sons vogais para descobrir quais tons que proporcionam o maior grau de sensação nas suas mãos.

Uma variação dessa técnica é tonar uma nota mentalmente e elevar mais e mais o pico até acima da escala auditiva. Não se surpreenda se não conseguir mais imaginar-se ouvindo o tom; é exatamente isso o que é desejado. Então, eleve dois outros tons até também estarem acima da escala auditiva, bem como em harmonia com a primeira nota. Então, agora, terá três tons que estão todos em harmonia entre si e todos acima da escala auditiva. Enquanto estiver fazendo isso, imagine a saúde e o bem-estar da pessoa em que estiver trabalhando. Imagine que existe uma perfeição que se está expressando na vida dessa pessoa. Mesmo sem você saber o que é a perfeição, ela se expressa assim mesmo, independentemente da sua vontade ou compreensão. Além do mais, será uma experiência bastante prazerosa e sem estresse. Em seguida, relaxe e continue tonando, como se estivesse tendo um sonho agradável.

O funil

Essa é uma variação de fazer circular a energia. Imagine um ciclone de energia bem em cima de sua cabeça. A ponta do funil lhe entra na cabeça e lhe atravessa o corpo, trazendo uma enorme fonte de energia. O importante – a única coisa que realmente importa aqui – é conseguir sentir o funil como uma sensação tátil no corpo. Apenas imaginar o funil não basta; tem de ser alguma coisa realmente sentida no corpo para que essa técnica seja eficaz por completo.

Sinta o funil de energia girando através do seu corpo enquanto estiver radiando. Essa técnica pode realmente intensificar a energia das suas sessões de cura. **Com todas as técnicas de visualização, quando se realiza o Toque-Quântico, o fato verdadeiramente importante não está no que se vê, mas no que causa fortes sensações táteis em seu corpo e em suas mãos como resultado da visualização. Lembre-se: tudo tem a ver com sensação.**

A técnica de ressonância amplificada

Veja capítulo 12, página 165.

Trabalhando com os chacras de 8 até 12

Muita gente ouviu falar e trabalhou com os sete chacras principais do corpo. Os chacras menos conhecidos são aqueles que vão do 8 ao 12, os quais aprendi com Lazaris. Se o leitor gostou da técnica dos chacras no capítulo 5, tenho a impressão de que também vai gostar de trabalhar com esses outros. Uma vez desenvolvida a habilidade para fazer os chacras de 1 a 7 girarem, é possível intensificar a energia das suas sessões de Toque-Quântico, aprendendo a trabalhar com os chacras de 8 a 12. Utilize a mesma técnica de meditação para fazer girar cada chacra, um por um, e mova essa energia para as mãos. Muitas pessoas me contam que o uso dos chacras de 8 a 12 as libertou para um maior senso de conexão espiritual durante as suas sessões e que, algumas vezes, chegaram até a alcançar sucessos incríveis. *Lembre-se de usar uma das técnicas de respiração durante esse exercício.*

Oitavo chacra

Simbolicamente, o oitavo chacra representa realidades prováveis e o plano astral por ser contactado embaixo dos pés. Imagine uma bola de luz branca brilhante aproximadamente 16 a 22 cm abaixo dos seus pés. Faça com que essa bola gire em qualquer direção que lhe seja mais confortável. O importante não é apenas imaginar que a bola está girando, mas que você realmente tenha uma sensação física pelo fato de ela estar girando.

Nono chacra

Simbolicamente, o nono chacra representa realidades possíveis, pois a casa do seu eu superior está localizada aproximadamente 16 a 22 cm acima da sua cabeça. Faça com que a bola gire em qualquer direção. Não apenas imagine que ela está girando, mas sinta alguma sensação física pelo fato de ela girar.

Décimo, décimo primeiro e décimo segundo chacras

Simbolicamente, o décimo chacra representa o que é real, além da ilusão da nossa experiência. O décimo primeiro chacra representa a alma e o espírito. O décimo segundo chacra representa a relação pessoal com Deus, Universo, Deusa, Tudo o que É, Grande Espírito, ou o que se escolher.

O décimo chacra está localizado aproximadamente 16 cm acima do nono chacra. Repita a localização como na descrição do nono chacra. O décimo primeiro está mais ou menos 16 ou 20 cm acima do décimo. O décimo segundo outros 16 ou 20 cm acima do décimo-primeiro. Siga o mesmo procedimento para fazê-los girar, enquanto usa as técnicas de respiração.

Uma vez vivenciados os chacras de 8 a 12, existem duas abordagens conhecidas para trabalhar com eles. A primeira é trabalhar de baixo para cima, do 1 ao 12 e radiar energia por meio das mãos com cada um dos chacras. Empregue mais tempo com aqueles que fizerem você ter mais sensação nas mãos. Essa é uma indicação de onde está a maior ressonância. A segunda é um pouco mais complicada. Consiste em fazer todos os chacras girarem ao mesmo tempo e radiarem energia por meio das suas mãos. Qualquer que seja a sua escolha, o objetivo maior é levar uma forte sensação tátil para as mãos. Algumas pessoas relatam que é somente fazendo o décimo segundo chacra girar com velocidade que os outros chacras também giram.

A menos que você saiba um jeito melhor, sugiro radiar energia de todos os chacras. Pode-se girá-los um de cada vez ou todos de uma vez só, e, então, radiar energia por meio das mãos.

Pedir ajuda

Para aqueles que gostam de trabalhar com o seu Eu superior, anjos, guias ou mestres espirituais, pode ser deveras benéfico pedir ajuda durante as suas sessões. Conectando-se com sentimentos da sua própria espiritualidade, intensificará a sua vibração e a expectativa positiva, e a ajuda recebida só lhe trará benefícios. Para tornar esse trabalho mais eficaz, permita a si mesmo sentir a mão de alguém a quem pediu ajuda. Vivencie as sensações táteis das mãos espirituais sobre as suas e, então, sinta gratidão pela ajuda.

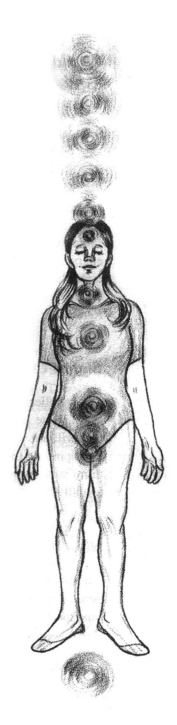

Aumentar a expectativa

Em 1980, eu costumava passar horas sentado com Bob Rasmusson para tentar entender por que ele era capaz de radiar energia tão mais poderosa do que qualquer outra pessoa. Fazia-lhe qualquer pergunta que me passasse pela cabeça e queria descobrir os seus segredos. Creio que um daqueles segredos está relacionado com a expectativa.

Eu, propositadamente, escolhi colocar essa técnica neste capítulo porque tenho visto algumas pessoas usarem-na mal, em detrimento próprio. Sustentar um alto nível de expectativa acerca dos resultados de uma sessão faz claramente com que a ressonância se intensifique e isso pode comprometer os resultados da sessão. Pedir que as pessoas sustentem uma expectativa muito alta antes de elas estarem preparadas para fazê-lo pode somente colocá-las em situação de insegurança. E insegurança, definitivamente, não é o melhor estado de espírito quando se faz esse tipo de trabalho.

Mesmo quando ainda não se atingiu o ponto em que se sabe o quão maravilhoso é o Toque-Quântico, pode-se sustentar a crença de que qualquer coisa é possível. Visto que crenças precedem expectativas, é possível optar por permanecer com a crença da possibilidade da cura, de que o corpo sabe como curar a si próprio, de que existe uma perfeição de que o corpo consegue aproximar-se. Se todo o resto falhar, ainda é possível abordar uma sessão com uma expectativa totalmente neutra, como "Eu não sei o que pode acontecer". Até uma expectativa neutra pode funcionar às mil maravilhas.

O ponto central aqui é elevar o nível de expectativa o máximo possível, de maneira honesta, elevá-lo sem cair no sentimento de dúvida ou insegurança.

Curar o passado

A primeira vez em que usei essa técnica, fiquei espantado e feliz com os resultados. Em certo ponto, chamou a atenção o fato de que a maioria das crianças do mundo ocidental não tem tanto contato físico com os pais como crianças de muitos lugares subdesenvolvidos ou de culturas primitivas. Jean Liedloff, antropóloga que escreveu um grande livro intitulado *The Continuum Concept*, diz que em algumas sociedades primitivas as crianças nunca batem umas nas outras. Nessas sociedades, os bebês são carregados para todo lado, mas não são postos no chão. Ela especulou que as crianças tinham um excesso de energia que precisavam liberar e que quando eram seguradas, passavam aquela energia para os pais. Quando as crianças não estavam no colo, tornavam-se mais agressivas e violentas. Suspeito que grande porção de insatisfação e alienação tão dolorosamente visíveis na civilização ocidental pode ter as suas raízes na severa privação de toque dos nossos povos. Nós nos tornamos ricos o bastante para nos tornarmos alienados e isolados.

Certo dia, decidi meditar sobre curar o meu passado infantil e dar a mim mesmo algum toque físico que nunca recebi. Durante essa meditação, viajei mentalmente no tempo para uma época do passado e imaginei que segurava a mim mesmo como um bebê. Como estava segurando aquele pequeno bebê nas minhas mãos, decidi radiar energia nele. Poucos segundos depois de começar a radiar energia, tive uma experiência jamais tida antes e nem depois desse fato. De repente, uma enorme corrente de energia passou através de mim. A minha espinha dorsal moveu-se como um chicote, forçando-me a sentar um pouco mais ereto. Não sei o que de fato aconteceu, mas foi completamente inesperado.

A técnica é bem simples. Relaxe, entre em estado meditativo e imagine que está viajando para trás no tempo. Segure a versão jovem de si mesmo na idade que preferir. Enquanto estiver segurando o bebê ou a criança, comece a radiar energia através das mãos, realizando as técnicas de respiração como em qualquer outra sessão de cura.

Combinar várias técnicas

Com a prática, adquire-se a capacidade de combinar técnicas, estratégia que pode trazer grandes vantagens. A combinação das técnicas requer mais foco da parte do praticante e, em última análise, quanto mais se conseguir doar ao processo, mais eficaz ele se torna. Combinar as técnicas preferidas também pode permitir que se adicione criatividade ao trabalho e, assim, descobrir o que melhor funciona em cada caso específico.

Aqui vão alguns exemplos de como combinar técnicas enquanto realizamos a radiação de energia e o trabalho de respiração:

- Procure tonar, enquanto circula energia, como nas técnicas do redemoinho e do funil. Quanto mais alto tonar, mais rápido a energia girará.

- Gire os chacras um de cada vez, enquanto usa a técnica do "aquilo que você mais ama".

- Entre no tecido em processo de cura, conforme descrito no capítulo 12, ao mesmo tempo tonando e sustentando uma alta expectativa.

Creio que o leitor tem uma ideia do que estou querendo dizer. Vá em frente e realize as combinações que preferir. Divirta-se!

Pontos-chave para não esquecer

Acreditar no processo é essencial. O tratamentos pode causar dor temporária ou outros sintomas desagradáveis que fazem todos parte da cura. A força-vital e o processo de cura funcionam com complexidade e sabedoria que estão além de nossa concepção e compreensão. Se algum problema surgir, continue a radiar energia.

- Mantenha as técnicas de respiração
- Conecte a respiração com as sensações nas mãos.
- Ninguém pode curar ninguém. A pessoa que necessita de cura é o curador. O praticante simplesmente sustenta a ressonância para permitir que isso ocorra.
- A energia segue a inteligência natural do corpo para a cura necessária. O praticante presta atenção na "inteligência do corpo" e "persegue a dor".

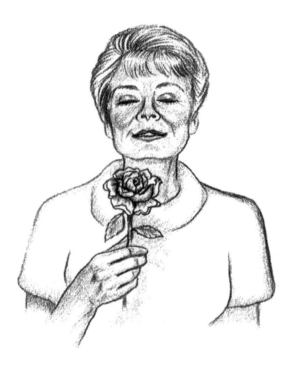

Mais perguntas e respostas

Devo continuar contando para acompanhar cada uma das minhas respirações?

Não, a contagem é apenas uma orientação geral para que se mantenha a respiração, e deve ter a duração de aproximadamente um segundo. Quanto conseguir habituar-se à técnica de respiração, você poderá apenas manter certo ritmo. É muito importante manter-se consciente do que se sente nas mãos. A cada respiração, deve-se acompanhar como as sensações das mãos mudam. Essa pode ser uma informação útil em si mesma e também servir para lembrá-lo de manter a respiração. Com o tempo, cada pessoa encontrará o próprio ritmo.

Alguma vez você teve medo do que aconteceu durante uma sessão?

Existiram poucas situações em que as pessoas tiveram uma forte reação à energia. Hoje sei que esse fato aconteceu porque o corpo estava sofrendo um processo de cura extremamente rápido.

Certa vez, eu demonstrava a utilidade do Toque-Quântico para tratar estiramentos, tais como a síndrome de *carpal tunnel*.* A demonstração em uma empresa, com alguns milhares de funcionários, localizada no Vale do Silício, na Califórnia. A mulher que me convidara (vamos chamá-la de Jane) era a diretora de saúde da empresa, e ela havia também convidado o diretor de segurança para presenciar o trabalho.

Jane comportava-se como uma nova-iorquina nervosa que havia tomado seis xícaras de café de uma só vez. Antes de começar a sessão nos quatro funcionários que tinham problemas de dor nos punhos, eu (ingenuamente) decidi que seria interessante dar a Jane uma amostra do trabalho. Notei que a parte de trás da sua protuberância occipital estava extremamente desalinhada. Uma das pessoas com problemas no pulso era uma engenheira e, ao pressionar os seus polegares na protuberância occipital de Jane, confirmou que estava realmente desalinhada.

Fiquei de pé atrás de Jane e toquei os meus polegares naquele ponto, e então os dedos desceram pelos lados da sua cabeça. Passados alguns segundos, notei que ela estava inclinando para a frente, com os seus joelhos começando a fraquejar. Rapidamente a segurei por baixo dos braços e lentamente a desci até o chão.

E lá estava Jane, deitada no chão com os olhos abertos. O diretor de segurança pegou o *walkie-talkie* do chão e gritou: "Código Azul – emergência na sala de conferências número 4", e anunciou: "Os paramédicos estarão aqui brevemente". Durante esse tempo, continuei a radiar energia na cabeça dela. Um minuto depois, Jane levantou-se e disse que se sentia muito bem, mas que não sabia o que havia acontecido, para que estivesse estendida no chão. A engenheira sentiu novamente a protuberância occipital de Jane e ficou chocada ao perceber que os ossos pareciam estar agora de todo alinhados.

A moral da história é que quando a energia funciona de modo imprevisível, e até perturbador, é porque radia mais, e não menos energia.

Para concluir a história, Jane foi consultar-se no dia seguinte. O médico perguntou: "Com que intensidade ele pressionou a parte de trás da sua cabeça?" Ela explicou que eu a tinha tocado muito levemente. Por fim, o médico concluiu que "então, não teria sido possível ele ter feito alguma coisa ruim aí?

---

*N.T.: Caracteriza-se por dor e fraqueza nas mãos, causada por pressão repetitiva em um nervo do pulso.

Quis realizar algo espetacular, que a fizesse "ficar mole das pernas", mas nunca imaginei que o fizesse de maneira literal. Hoje em dia, quando demonstro como mover o osso occipital, peço aos clientes que permaneçam sentados.

Como decidir qual, entre as várias técnicas, deve ser usada em determinado momento?

Apresentei aqui mais técnicas do que você vai precisar. Simplesmente encontre aquelas que mais goste de usar. Nunca foi minha intenção que as pessoas utilizassem todas elas. O mais importante é descobrir quais funcionam no seu caso e fazer disso uma diversão. Assim que se compreendem os princípios básicos de funcionamento, é possível começar a encontrar formas originais de radiar energia. Se estiver executando as técnicas de respiração e conectando a respiração com a energia, tudo o que tentar, funcionará. Algumas estratégias irão, obviamente, funcionar melhor que outras. Trata-se de um sistema cujo objetivo é crescer e evoluir. Escreva-nos e conte-nos o que tem aprendido e poderemos até incluir o que nos disser em nosso *website*: *www.quantumtouch.com.*

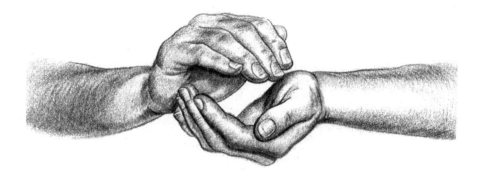

Capítulo 7

Alterar Postura com a Energia

Parte III

No limiar

Encontramo-nos agora no limiar de descobertas extraordinárias na arte da cura prática. Habilidades humanas que até então podiam ser consideradas "ficções científicas" são de fato bem reais e podem suportar os rigores da investigação científica.

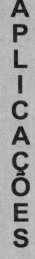

APLICAÇÕES

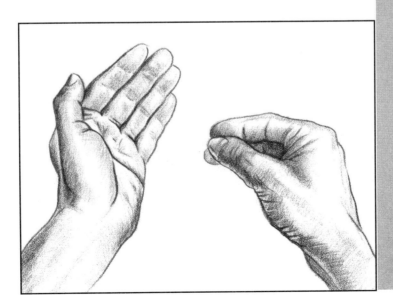

Confrontar o impossível

Há alguns anos, realizei uma palestra em uma grande conferência em São Francisco, Califórnia. Expliquei para o público como é fácil aprender a usar o Toque-Quântico e que entre muitos outros tipos de cura os ossos vão mover-se e alinhar-se espontaneamente apenas com um toque suave – até mesmo ossos do crânio.

Terminada a palestra, um homem aproximou-se de mim e disse: "Eu tenho doutorado em fisiologia e sei que não é possível mover os ossos do crânio porque eles estão rigidamente soldados no lugar!" Respondi: "Estou muito feliz em conhecê-lo. Venha cá, deixe-me mostrar do que estou falando". Em alguns momentos, encontrei alguém que assistira à palestra e cujos ossos do crânio estavam severamente desalinhados.

Coloquei os polegares em ambos os lados do seu osso occipital e, ao lhe pressionar a parte de trás da cabeça, percebi que um dos lados era muito mais alto que o outro. "O que percebe aqui?", perguntei. Ele pôs os polegares na mesma posição, pressionando. Depois de analisar mais um pouco, disse: "O lado esquerdo parece mais alto". "Mais alto quanto?", perguntei. Ele novamente pôs os polegares no local, medindo com mais cuidado e disse: "Pelo menos uns 12 mm, talvez uns 20 mm". Eu disse que também via exatamente o mesmo que ele. Então, retornei os polegares levemente na base do osso occipital daquela senhora, com a ponta dos dedos nos lados da cabeça e comecei a radiar energia. Após aproximadamente quinze segundos, pedi a ele que desse uma olhada novamente. Ele a mediu de novo, incredulamente. Dessa vez, gastou um bom tempo medindo, cerca de um minuto. Finalmente, pronunciou que o osso occipital estava completamente alinhado. "Teria algum interesse em pesquisar isso?", perguntei. Ao que ele respondeu: "Não, eu trabalho com anfíbios". E se foi.

Agora, demonstrarei que se pode facilmente fazer o que a ciência convencional sustenta ser impossível. Devo alertar que, ao descobrir que se é capaz de realizar isso, será preciso perder um pouquinho das próprias crenças, e isso pode ser desconfortável para algumas pessoas. Não estou pedindo que se abandonem as crenças, mas que simplesmente sigam as orientações e observem honestamente o que acontece.

Se você praticou os exercícios do capítulo 3, então estará pronto para prosseguir. Em outras palavras, deverá ser capaz de:

- Sentir a energia fluir pelo seu corpo até as mãos.
- Fazer as técnicas de respiração.
- Conectar a respiração com as sensações.

Lembre-se:

Quando radiamos energia com a intenção de alterar a postura de alguém, existem algumas coisas importantes de que nos devemos lembrar:

Esse tipo de manipulação da estrutura esquelética é muito harmonioso, os ossos parecem "derreter", voltando ao alinhamento. Raramente ouvimos os "cliques" ou sons de esmagamento, como muitas vezes acontece durante as sessões de quiroprática.

- Não se tem de decidir para onde os ossos deverão mover-se – o corpo faz isso por si próprio. A inteligência do corpo do indivíduo decide o que deve acontecer. Ocorre com frequência de o corpo "escolher" colocar os ossos de volta no lugar. Por razões que eu poderia apenas especular, o corpo parece realmente gostar de ter a sua estrutura alinhada.

- Os ossos se moverão com mais facilidade com toques suaves. Não tente dirigir ou empurrar ou usar força porque isso é contraproducente. As pessoas são condicionadas a tentar dominar as situações pelo uso dela. Esse é um caso em que o uso da força não é somente desnecessário, mas também ineficaz. Certifique-se de que as suas mãos estão bem relaxadas; muitos dos meus alunos, particularmente aqueles que fizeram vários tipos de massagem, incluindo a de tecido profundo, têm uma forte tendência a trabalhar com as mãos rígidas e tensas. Deixe as mãos leves e relaxadas. A energia flui mais facilmente quando não se está tenso.

- Correções estruturais acontecem mais facilmente quando a pessoa está sentada ou de pé. Por alguma razão, o realinhamento estrutural ocorre com mais fluidez quando as pessoas estão eretas. Isso não quer dizer que não seja possível conseguir mudanças quando a pessoa está deitada, porém, é mais fácil quando está em pé ou sentada. É também mais conveniente, visto que onde quer que se esteja, é possível achar um lugar para ficar de pé e, na maior parte dos casos, sentar-se.

- Quando se está radiando energia, muitos tipos de cura podem acontecer e apenas uma parte desse procedimento causa o processo da movimentação dos ossos. Embora alterar a postura apenas com um toque delicado seja tão drástico e inesperado, gosto de demonstrá-lo isso para grupos de pessoas. Muitos daqueles que estão observando irão, naturalmente, concluir que esse trabalho tem de fato a ver com realinhamento estrutural. O movimento dos ossos é como a ponta do *iceberg*, porque existem muito mais coisas acontecendo sob a superfície. Por não termos consciência das inúmeras mudanças que vão acontecendo no nível celular, dizemos que os ossos se movem porque é algo que podemos ver com clareza.

- Algumas vezes, os ossos se movem rapidamente; outras, devagar, e, ocasionalmente, não se movem. Existem situações em que o corpo está muito feliz em ter a estrutura do jeito que ela é, e, não importa quanta energia se ponha no sistema, este permanecerá estruturalmente o mesmo. Quando tratamos indivíduos com problemas crônicos nas costas, é possível observar mudanças estruturais acontecendo em apenas alguns minutos, ou, às vezes, são necessários dez, vinte ou até trinta minutos antes que as mudanças comecem a ser visíveis. Na maioria dos casos, alguns ajustes posturais acontecerão dentro de dois a cinco minutos, em outras vezes alguns segundos serão suficientes.

Se você realizou com sucesso os exercícios do capítulo 3, então, apesar de ainda não poder acreditar, estará de fato preparado!

Existem dois lugares no corpo onde os ossos se movimentam mais fácil e visivelmente: na cintura e na protuberância occipital. Com o objetivo de ser capaz de visualizar que se pode alterar a postura com um leve toque, vamos começar com os quadris.

Medir e alterar a posição dos quadris

Encontre alguém que tenha um quadril mais alto que o outro. Algumas pessoas têm de fato uma perna mais comprida que a outra, e essa técnica corrigirá isso. A grande maioria das pessoas pode ser corrigida se estiver fora de alinhamento.

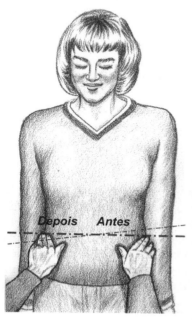

1. Coloque a ponta dos dedos na crista do ílio (o topo do osso do quadril) e pressione levemente para baixo, os dois lados simultaneamente. Para perceber se um lado é mais alto que o outro, os olhos precisarão estar alinhados, no mesmo nível do lugar que estiver sendo medido. Eu, constantemente, relembro aos meus alunos que se abaixem em um só joelho para serem capazes de checar se os quadris estão no mesmo nível. Muitas vezes, a diferença entre os lados será óbvia; em outros casos, será insignificante. Sugiro, para efeito de testar-se a si próprio, que se encontre alguém que tenha um lado claramente mais alto que o outro.

2. Determinado qual lado é o mais alto, e quão alto é, ponha as palmas das mãos gentilmente na crista do ílio. Não pressione para baixo, mas simplesmente comece

a radiar energia. Faça um toque de corpo inteiro, experimente todas as sensações combinando-se nas mãos e concentre-se em uma técnica de respiração. Acho que para essa demonstração a técnica 1-4 deve funcionar bem. Mantenha a respiração e radie energia no ílio de um a dez minutos. Algumas vezes, os ossos movem-se quase no instante em que são tocados, outras vezes o processo é mais demorado.

3. Pergunte à pessoa em quem estiver trabalhando se consegue sentir alguma coisa ou ter qualquer sensação interessante. Muitos podem sentir a energia praticamente assim que tocados.

4. Siga o mesmo procedimento para o lado de trás do ílio. O ílio é uma estrutura surpreendemente complexa, no sentido de ser capaz de girar para os lados, para cima e para baixo, e todas as outras combinações. Algumas vezes, um lado está alto na frente e o outro lado alto atrás. É sempre uma boa ideia equilibrar ambos os lados da frente e de trás do ílio.

Certifique-se de que seus olhos estejam no mesmo nível de suas mãos, enquanto verifica a posição dos quadris.

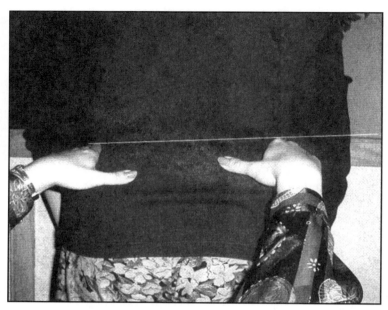

Antes e depois de ajustar os quadris: é comum ver ajustamentos assim, ou até resultados ainda mais efetivos.

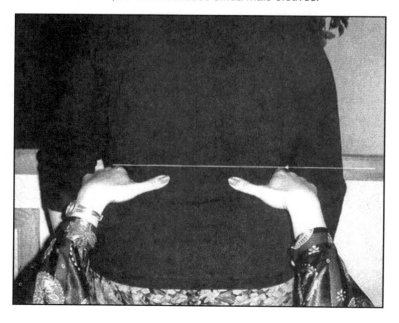

Ajustar os quadris da frente para trás

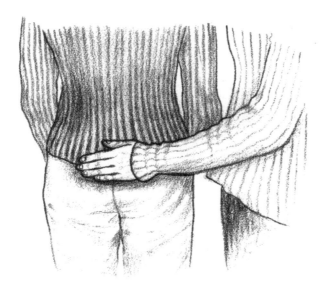

Os quadris também podem ser ajustados da frente para trás, como ilustrado por essas duas figuras.

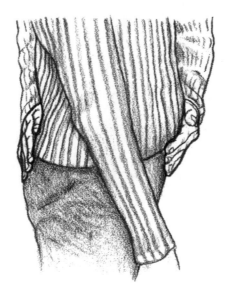

Transformar o alinhamento estrutural

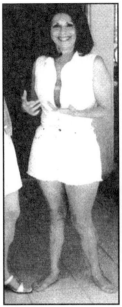

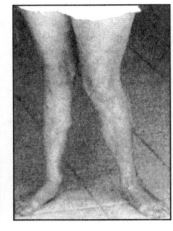

A perna de Roberta havia sido desalinhada durante seis anos, em razão de uma esclerose múltipla (esquerda)

As fotos abaixo mostram a sensível melhora em virtude de uma única sessão de Toque-Quântico. Ela relata que se sente bem, que a mudança foi duradoura e que pode caminhar muito melhor agora.

Quanto mais utilizamos o Toque-Quântico, mais e mais nos tornamos conscientes de que não conhecemos os limites desse trabalho.

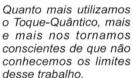

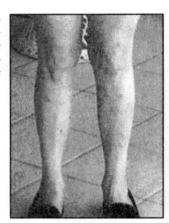

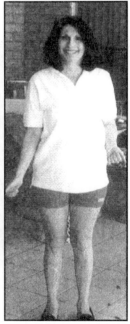

Medir e alterar a posição da protuberância occipital

Após mais de vinte anos de experiência com esse fenômeno, tenho a certeza de que o corpo humano possui um enorme desejo de realinhar a sua estrutura esquelética, em particular a do crânio. A protuberância occipital é provavelmente a estrutura do corpo mais fácil de ser movida com a energia da força-vital. Ironicamente, é considerada a estrutura menos provável de ser movida por fisiologistas e pelos médicos em geral. Por quaisquer que sejam as razões, a inteligência inata do corpo realmente quer que a cabeça fique em posição ereta.

Nunca poderei esquecer-me da primeira vez em que movi a protuberância occipital. Foi na primeira sessão que recebi do meu professor, Bob Rasmusson. Lembro-me de estar sentado na cabeceira de uma mesa, olhando por uma janela aberta. Bob colocou seus polegares gentilmente na base de minha protuberância occipital e, de repente, a janela pareceu inclinar-se aproximadamente 35 graus. Passado um momento, ela voltou ao lugar. Na minha opinião, quando a protuberância se moveu, os orbitais, que sustentam os olhos no lugar, também se moveram, fazendo temporariamente com que meu cérebro visse a janela a um ângulo inclinado. Em aproximadamente um segundo e meio, meu cérebro foi capaz de se recalibrar e fazer as coisas aparecerem niveladas novamente.

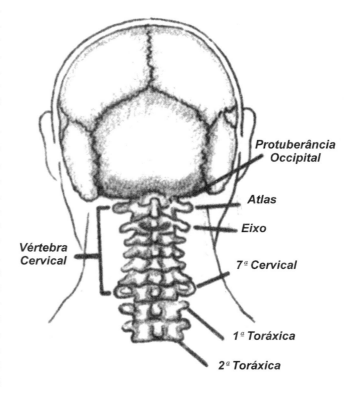

Ao longo dos últimos vinte anos, observei essa mudança acontecer nos ossos do crânio aproximadamente 50 vezes. Se encontro alguém que tenha sua protuberância occipital extremamente fora de alinhamento, peço que mantenha seus olhos abertos por trinta segundos para saber se eles vivenciam a mesma experiência. Uma em cada dez pessoas que sofrem do mesmo acentuado desalinhamento passa pela mesma coisa. Com o objetivo de não projetar minha expectativa, tenho o cuidado de não explicar a eles por que quero que fiquem de olhos abertos até que os ossos tenham-se movido para o lugar. Meu desejo é que eles tenham sua própria experiência.

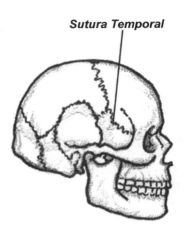

Sutura Temporal

Muitos quiropráticos me dizem que alterar os ossos do crânio é um jeito excelente de fazer com que o corpo comece a alinhar a espinha por inteiro. Sem dúvida, existem provavelmente outros objetivos em realizar esse movimento, visto que o corpo parece tão determinado para que isso aconteça. Algumas pessoas relataram que isso aliviou ou eliminou dores de cabeça crônicas ou sinusites. Em geral, trabalho de cura adicional é necessário para esses problemas.

1. Se você escorregar os polegares, subindo para ambos os lados do pescoço, e pressionar levemente, acabará na base do crânio. O tecido naquele lugar não é tão macio quanto o do pescoço, porque agora a pressão está sendo feita sobre tecido ósseo.

2. Tente colocar os polegares de maneira que eles fiquem equidistantes do centro da cabeça, com um polegar de cada lado. Provavelmente encontrará uma pequena crista em ambos os lados, onde os polegares se encaixam quase perfeitamente.

3. Não permita que a pessoa que está sendo medida mova o cabelo para desimpedir o toque. O ato de levantar o cabelo fará com que a cabeça mude de ângulo e interfira na sua habilidade de medir se a protuberância occipital está ou não alinhada. Em vez disso, ponha os polegares sobre o cabelo e pressione.

4. Observe atentamente as posições dos polegares para determinar se ambos estão no mesmo nível. Ajuste o corpo para que os olhos fiquem no mesmo nível da protuberância occipital. É necessário que os olhos estejam exatamente no mesmo nível dos polegares para se obter uma boa leitura. Devo admitir que alguns dos meus alunos são capazes de fazer isso naturalmente e outros nunca se tornaram competentes para tal.

5. Peça ao cliente que se sente quando estiver fazendo isso. A força desse movimento pode ser espantosa. Uma vez vi uma mulher ficar desmaiada por cerca de dois minutos e outros quase chegarem ao desmaio. Alguns raros indivíduos estarão mais sujeitos a desmaiar se estiverem de pé durante o procedimento. Essas reações extremas

Alterar Postura com a Energia   117

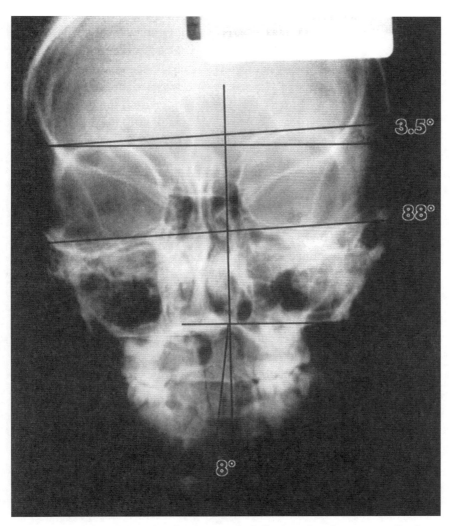

Um Raio-X do crânio e da vértebra cervical, tirado antes de uma sessão de Toque-Quântico. Observe como o eixo da vértebra indica 8 graus para a narina esquerda

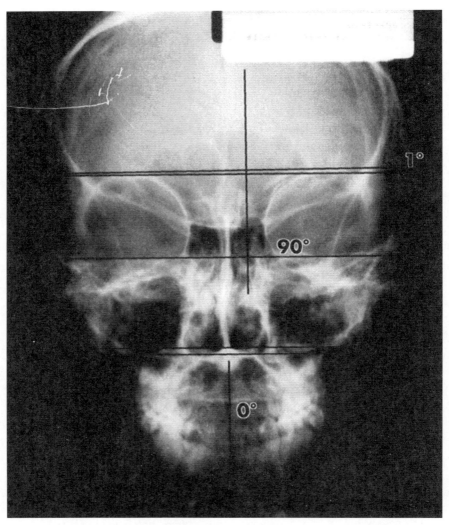

Um Raio-X do crânio e da vértebra cervical tirado depois de uma sessão de Toque-Quântico. Note como o eixo da vértebra está agora perfeitamente vertical

são a maneira de o corpo encontrar um novo ponto de equilíbrio. As pessoas com reações assim sempre se sentem muito melhor depois da sessão.

6. Quando o cliente estiver sentado, toque suavemente a base da protuberância occipital com os polegares e descanse as pontas dos dedos nas laterais da cabeça. Radie energia por meio das pontas dos dedos, enquanto realiza uma das técnicas de respiração. Os ossos do crânio irão normalmente se mover durante os primeiros cinco a vinte segundos. Existem também efeitos benéficos quando se realiza esse movimento por mais tempo.

Se você foi capaz de realizar os exercícios de energia do capítulo 3 e trabalhou com algumas pessoas, já deve ter percebido que os ossos, de fato, movem-se. Sugiro que saboreie esta experiência.

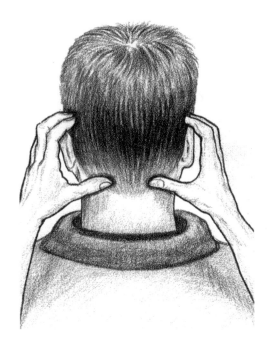

Começar uma sessão

Ao começar uma sessão, é normalmente uma boa ideia usar as seguintes técnicas de Toque-Quântico. Se gastar um ou dois minutos em cada uma dessas posições, isso vai ajudá-lo a liberar a energia do cliente e acelerar o processo de cura.

- Equilibre a protuberância occipital.
- Ajuste o pescoço.
- Ajuste os quadris pela frente.
- Ajuste os quadris por trás.
- Ajuste os psoas* até o nervo ciático.

Aliás, os quiropráticos estão certos quando dizem que o corpo quer os ossos propriamente alinhados. É possível ver por si mesmo que isso não é uma teoria, porque, ao radiarmos energia, os ossos ajustam-se espontaneamente.

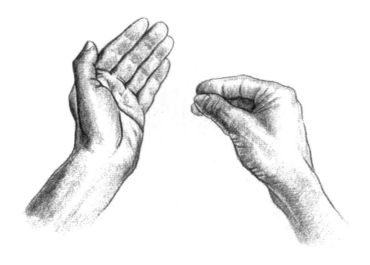

---

*N.T.: Nome de dois músculos pares, situados ao lado das vértebras lombares, que contribuem para a flexão da coxa junto ao tronco.

Capítulo 8

Trabalhar em Problemas nas Costas e no Pescoço

Parte III

*O amor pode unir a sua respiração
à sua intenção, como focar um raio
de luz e acender o fogo.*

APLICAÇÕES

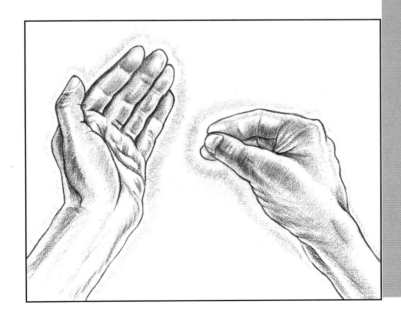

Os problemas mais comuns que enfrento junto aos meus clientes são dores no pescoço e nas costas. Já que tais problemas são tão comuns, decidi escrever um capítulo dedicado a eles. Saiba que trabalhar nesse tipo de dor é apenas uma das muitas, altamente eficazes, aplicações do Toque-Quântico. É muito gratificante, com o passar do tempo, ver novos alunos totalmente capazes de ajudar no alívio de dores no pescoço, na parte inferior das costas e no nervo ciático já na primeira sessão.

Se você praticou os exercícios do capítulo 3, sentindo a energia durante os toques do corpo inteiro, e é capaz de fazer a ligação entre a respiração e as sensações nas mãos, então está preparado para aprender a fazer um trabalho incrível em uma grande variedade de problemas de coluna.

Trabalhe em ambos os lados das vértebras

A primeira coisa a fazer quando for lidar com alguém com dor no pescoço ou nas costas é trabalhar em ambos os lados da espinha. O lugar ideal para colocar as mãos ou pontas dos dedos é nos limites externos de cada vértebra. Não é eficiente tentar trabalhar na frente do corpo, porque você irá ajustando a energia em todos os órgãos, assim como na espinha. Como regra geral, quanto mais perto da dor você conseguir colocar as mãos, mais eficaz será o processo.

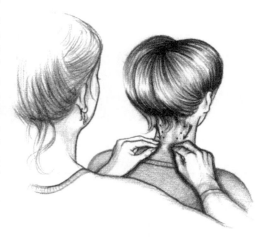

Usando a mão na posição de "tripé", em ambos os lados da espinha, cria-se uma poderosa ressonância que permitirá às vértebras voltar espontaneamente para o alinhamento correto.

Compensação

Quando observamos a espinha de alguém lateralmente, vemos que ela não é reta, mas delicadamente sinuosa de cima até embaixo. Essas curvas estão no lugar exato para dar suporte e equilíbrio à espinha.

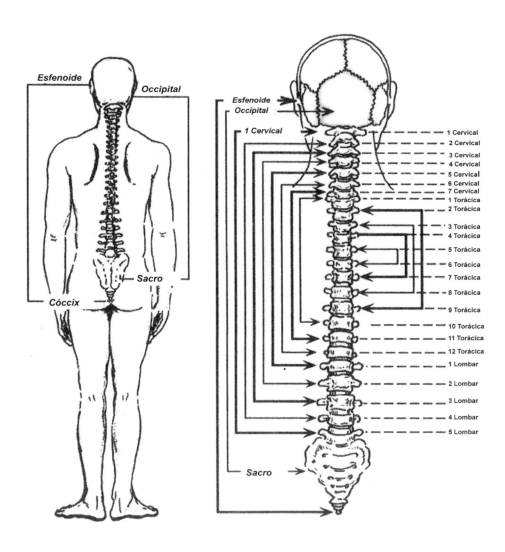

Quando há dor ou ferimento em uma parte da espinha, o corpo em geral compensa colocando estresse, também, em outras partes. Isso faz sentido se imaginarmos a espinha como uma estrutura completa, em vez de uma série de seções ou partes. Existe um tipo de reação reflexa entre a parte de cima e a parte de baixo da espinha. Na maioria dos casos, quando há dor ou ferimento, a espinha compensará como um todo.

Se encontramos alguém que tenha dor na parte inferior das costas, é normalmente necessário trabalhar também o pescoço e vice-versa. Antes que a espinha ajuste a si mesma, ela precisa "saber" que é seguro mudar de posição. Para que o pescoço se realinhe de forma segura, pode ser preciso saber que a parte inferior das costas também será capaz de mover-se. Dessa maneira, a espinha como um todo pode encontrar um novo equilíbrio para funcionar.

Considerações gerais para nos lembrarmos das dores no pescoço e nas costas

- Peça ao cliente para indicar exatamente onde dói, ponha as mãos naquele ponto e radie energia. Não faça suposições acerca de onde a dor está localizada. Quanto mais perto se conseguir chegar da localização exata, mais rápido será o efeito.

- Faça a forma de tripé com os dedos ou use as palmas das mãos quando estiver fazendo o toque. O tripé é excelente se você se sente confortável ao fazê-lo, caso contrário, use as palmas, dedões ou as pontas dos dedos. Lembre-se de que é possível radiar energia de qualquer parte do nosso corpo, se aplicarmos a nossa intenção.

- Coloque as mãos na forma mais confortável que puder. Sugiro que se mova até encontrar uma posição realmente confortável para trabalhar.

- Não utilize força ou pressão no toque. Mantenha as mãos relaxadas e deixe a energia fazer o trabalho.

- Trabalhe no pescoço e nas costas quando as pessoas estiverem sentadas ou de pé. Para trabalhar a parte inferior das costas, geralmente é melhor que o cliente fique de pé; já para trabalhar o pescoço, é melhor que fique sentado. No caso de existir uma ferida na pele, provavelmente será melhor a posição sentada ou deitada. Acima de tudo, certifique-se de que a pessoa em quem está trabalhando esteja confortável.

- Mantenha a respiração e faça uso de quaisquer das técnicas de energia que escolher, sempre conectando a respiração com a sensação de energia.

- Prolongue o toque tanto quanto necessário. Preste atenção nas sensações das mãos, conforme descrito no capítulo 3. A duração pode ser de apenas alguns minutos ou podem ser necessárias várias sessões de uma hora. O jeito mais fácil de saber é fornecer a energia e perguntar ao cliente como se está sentindo.
- Persiga a dor ou a sensação. Mantenha diálogo com a pessoa para que lhe mantenha informado se a dor mudou ou se moveu. Mude as mãos de posição, seguindo a dor ou a sensação.
- Acontece algumas vezes de a aplicação de energia no corpo causar dor temporária. Pode ser um sinal de que a cura está sendo efetuada, como foi tantas vezes demonstrado. Esse tipo de dor costuma durar pouco. Se acontecer, encoraje o cliente a respirar profundamente dentro da dor, pelo período que ela durar.
- Intensifique o poder do seu trabalho, pedindo ao cliente que também respire profundamente.
- Em sessões mais prolongadas, em particular quando estiver trabalhando em áreas difíceis, ponha a pessoa em uma maca de massagem, de costas ou de bruços, e coloque as mãos sobre a espinha. Outra opção é pôr as mãos sob a espinha da pessoa deitada de costas.

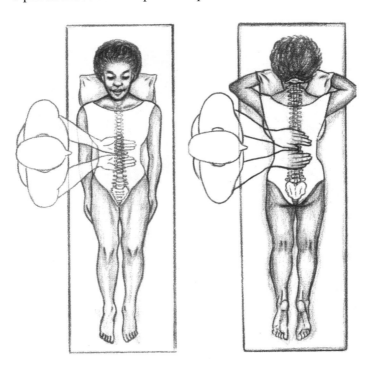

Trabalhar a dor no pescoço

- Radie energia na protuberância occipital por um ou dois minutos com a ponta dos dedos apoiada lateralmente na cabeça ao longo da sutura temporal (veja p. 116).
- Certifique-se de que está trabalhando em ambos os lados das vértebras no pescoço, prestando bastante atenção em quaisquer áreas que estejam doloridas.
- Deve-se dar particular ênfase ao atlas, áxis e à sétima vértebra cervical (veja p. 109).
- Certifique-se de que está radiando energia nas áreas de maior rigidez ou doloridas na parte inferior das costas do cliente, que podem estar relacionadas com a dor no pescoço.
- Ajuste os quadris, para frente e para trás, conforme mostrado no capítulo anterior.
- Mantenha diálogo com o cliente, perseguindo a dor ou a sensação.

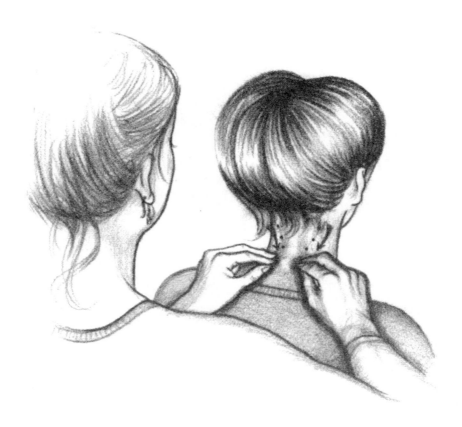

Trabalhar a dor na parte inferior das costas

- Ajuste os quadris, para frente e para trás, conforme descrito anteriormente.
- Radie energia nas áreas doloridas.
- Radie energia no pescoço, especialmente nas áreas rígidas ou doloridas. Siga as instruções da seção anterior para trabalhar o pescoço.
- Mantenha o diálogo com o cliente, perseguindo a dor ou a sensação.

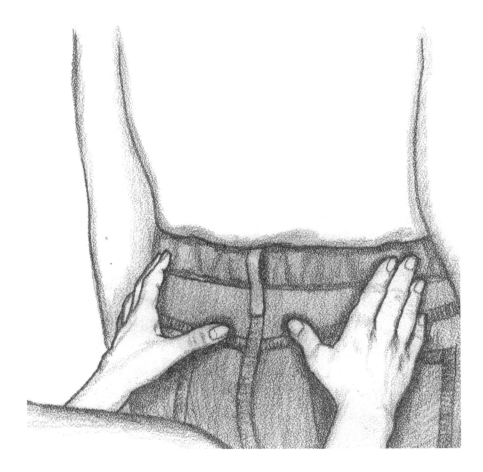

Trabalhar o nervo ciático

Siga as instruções para trabalhar na parte inferior das costas com as seguintes adições:

- Utilize os dedões e dê especial atenção às regiões das nádegas, ilustradas aqui. Trabalhe em ambos os lados das nádegas e atente para o lado que estiver dolorido.
- Radie energia em qualquer área abaixo, na perna ou no pé que estiver com dor. Persiga a dor ou a sensação em qualquer lugar que esteja.
- Trabalhe em qualquer outra área que esteja dolorida durante ou após a sessão.

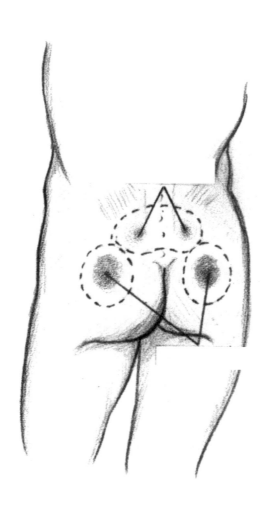

Liberação do psoas do nervo ciático

Esta é uma maneira excepcional de liberar o músculo psoas e aliviar a dor no nervo ciático. Coloque uma das mãos sobre o psoas, como demonstrado abaixo, e a outra no nervo ciático, conforme ilustrado na página anterior.

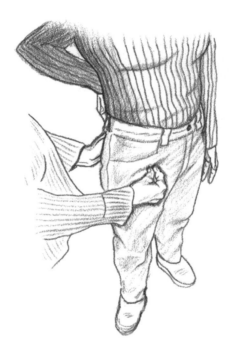

Dor no meio das costas

Quando encontrar alguém com problemas no meio das costas, será muitas vezes necessário realizar um trabalho de liberação no pescoço e na parte inferior das costas. Pode-se fazer o seguinte:
- Radie energia na protuberância occipital e no pescoço.
- Radie energia na parte inferior das costas e equilibre os quadris.
- Trabalhe na área em que houver dor.

Essas orientações simples farão maravilhas na maioria dos casos de dores nas costas causadas por desalinho ou contusão. Obviamente, isso não é recomendado para a dor nas costas causada por problemas renais.

Capítulo 9

Trabalhar o Corpo por Inteiro

Abra os olhos, pare para admirar e fique extasiado, venerando a verdadeira natureza dos seus dons.

Parte III

APLICAÇÕES

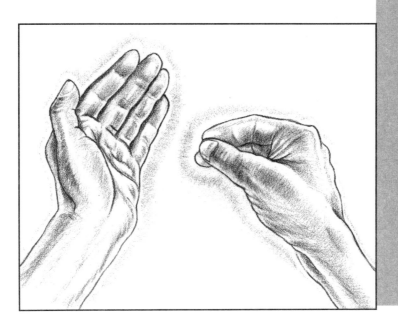

Mãos que curam

Você nunca se perguntou por que as pessoas automaticamente respiram fundo e põem as mãos sobre qualquer parte do corpo que tenham machucado? Aparentemente, esse comportamento é universal e parte do *hardware* neural. Talvez alguma parte de nós saiba instintivamente que essa é a maneira de ajudarmos a nós próprios e a outros quando há dor. Chega a ser engraçado, mas após mais de duas décadas realizando esse trabalho, sempre que estou na presença de alguém que está com muita dor, tenho uma resposta imediata – começo a radiar energia. Posso senti-la correr pelo meu corpo e mãos. Pode ser um fator de compaixão ou apenas condicionamento, mas talvez seja uma resposta natural humana ao ver outra pessoa sentindo dores.

Antes que nos lancemos em uma vasta gama de maneiras de colocar as mãos, acho que seria uma boa ideia dar alguma perspectiva sobre o posicionamento delas. Observei, com o passar do tempo, que alguns alunos irritam-se ou mesmo se frustam pelo pensamento de ter de saber exatamente onde pôr as mãos para ser eficaz. Fato compreensível, já que a maior parte das disciplinas ensinadas se tornou difícil e complicada em razão dos jargões utilizados que só os profissionais muito bem pagos sabem distinguir. Com a cura prática em geral, e com o Toque-Quântico em particular, a coisa não funciona assim.

Se você alguma vez se encontrar em dúvida sobre onde colocar as mãos, a solução mais fácil, e que vale para grande número de situações, é simplesmente aquela que mostrei no capítulo 3: faça um sanduíche com as mãos sobre a área que necessita de cura. A grande maioria dos problemas pode ser solucionada dessa maneira.

O sanduíche de mãos básico

Fazer um sanduíche significa colocar uma das mãos de um lado e a outra do outro lado da parte do corpo que está sendo tratada.

O mais importante a ser lembrado é: se a posição em que as mãos são colocadas não for a melhor possível, na grande maioria dos casos, a pessoa em que você está trabalhando terá sensações ou a dor se moverá para outra parte do corpo. Se for mantido um diálogo aberto com o paciente, ele poderá mostrar-lhe outras partes do corpo onde você pode colocar as mãos. Esse é um exemplo de como ter confiança em que o processo pode ser extremamente útil.

Seria até possível pôr uma das mãos sobre a cabeça e a outra sobre um joelho e conseguir bons resultados, desde que o corpo saiba direcionar a energia da força-vital para o lugar correto. Entretanto, o praticante conseguirá melhores resultados se puser as mãos tão perto quanto possível do ponto exato em que reside a dor ou outro problema. São alguns fatores básicos a serem lembrados sobre o sanduíche. Agora vou mostrar algumas posições de mãos que são menos óbvias.

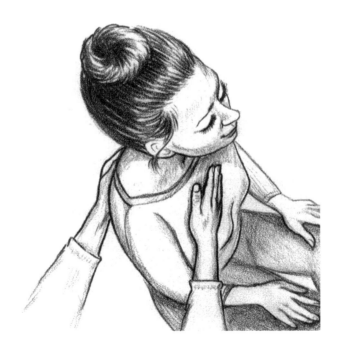

• Circunde com as mãos a parte do corpo que precisa de cura. Faça tão perto quanto possível, e também de ambos os lados, do problema que estiver tratando. Se puder, vá diretamente para a área. Use de bom senso, claro. Isto é, não ponha as mãos dentro de uma ferida ou toque em uma queimadura. Circundar o problema pode significar colocar as mãos acima e abaixo ou em cada lado do ponto onde se pretende focar a energia.
• Utilize as pontas dos dedos, ou a posição "tripé" com os dedos, para pôr energia em áreas bem pequenas. Concentrar a energia funciona muito bem nesses casos. Isso também ajuda no processo de aproximar mais as mãos do centro da área a ser curada.
• Persiga a dor. Mantenha diálogo com a pessoa em quem estiver trabalhando e siga as suas sensações ou dores pelo corpo.
• Certifique-se de que o seu corpo está em uma posição confortável enquanto trabalha.
• Mantenha a respiração durante toda a sessão.

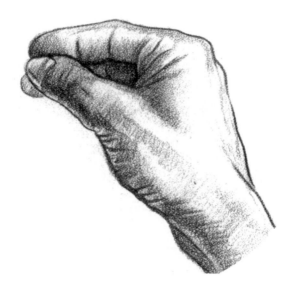

Radiar energia diretamente sobre, ou perto, da superfície

Existem situações em que fazer o sanduíche com as mãos não é tão eficaz quanto radiar energia diretamente sobre o tecido afetado do corpo. Como exemplos de áreas desse tipo, podemos incluir problemas típicos como picadas de abelhas, plantas venenosas e queimaduras. Também podem ser tratados olhos, sinos, gengivas, rins e glândulas suprarrenais. O princípio é que é necessário tratar de tecidos não muito profundos sob a pele.

O campo trabalhado pelas suas mãos postas diretamente sobre o corpo obterá um efeito sensacional quando sua extensão não ultrapassar cerca de 10 centímetros. Se a energia tem realmente de viajar mais de uns 10 centímetros, então a posição mais eficaz será de fato o sanduíche.

Como não estou aí com você quando pratica, terei de me contentar em irritá-lo um pouco a distância: **mantenha a respiração!**

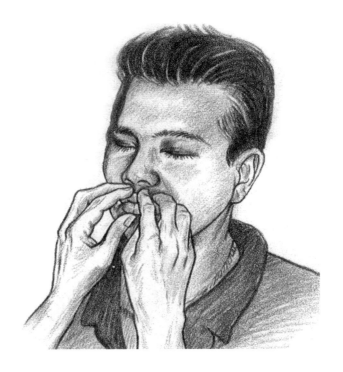

Problemas específicos

Dores de cabeça

Dores de cabeça são, provavelmente, um dos problemas mais comuns que o praticante encontrará e, na maioria dos casos, até enxaquecas podem ser tratadas com eficácia. Recomendo que a pessoa em quem estiver trabalhando fique sentada ou deitada. Obviamente, certifique-se de que também o seu próprio corpo está em uma posição confortável para trabalhar.

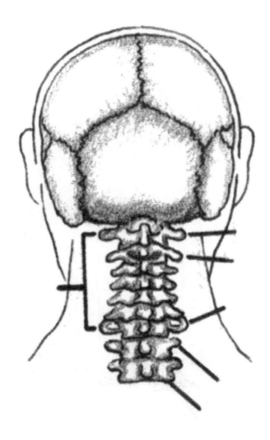

- Faça um sanduíche da cabeça, circundando a área dolorida.
- Ponha a protuberância occipital em equilíbrio (veja p. 115).
- Radie energia nas suturas (veja p. 171).
- Talvez também seja necessário radiar energia no atlas e áxis.

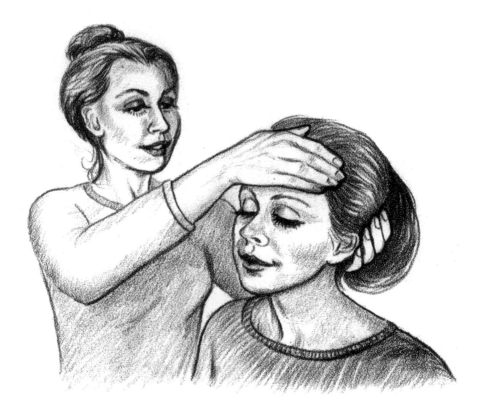

Problemas nos olhos

Simplesmente coloque as palmas sobre os olhos e radie energia para dentro. Procure não pressionar os olhos – deixe a energia fazer o trabalho. Seja paciente; podem ser necessárias várias sessões para conseguir algum progresso. Já vi muitos casos em que a visão da pessoa melhorou, ao menos temporariamente.

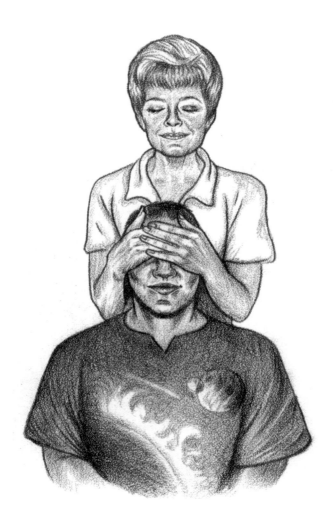

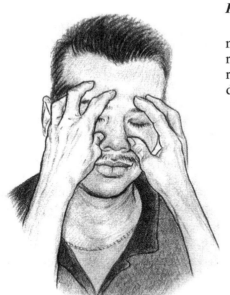

Problemas nos sinos

A resposta em problemas nos sinos é geralmente bastante rápida se a energia for radiada diretamente neles. Utilize as pontas dos dedos ou as palmas das mãos.

Articulação temporal – mandibular

Utilize a mão em forma de tripé e coloque as pontas dos dedos diretamente na articulação. É fácil saber se está no lugar certo porque a articulação temporal-mandibular é uma superfície óssea que se move quando a boca é aberta ou fechada. Na maioria dos casos, a energia pode aliviar a dor ou a rigidez na articulação.

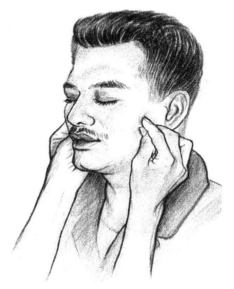

Garganta

Ponha as mãos delicadamente sobre ou em volta da garganta do cliente. Nesse caso, não há necessidade de se preocupar em estar procedendo incorretamente.

Síndrome do carpal tunnel *e lesões por esforços repetitivos*

A síndrome do *carpal tunnel* pode ser causada por problemas no pulso, cotovelo, ombro, pescoço ou até na parte inferior das costas, joelho ou pé. Na maioria dos casos, a recuperação pode ser acelerada pelo trabalho no pulso, cotovelo, ombro ou pescoço.

Proceda da seguinte maneira:

- Radie energia diretamente nas articulações do pulso. Ponha a mão da pessoa em uma posição ereta confortável, conforme ilustrado aqui.
- Radie energia na área da sétima cervical e primeira vértebra torácica (veja p. 128).
- Se existe dor na parte inferior das costas, radie energia naquele local também.

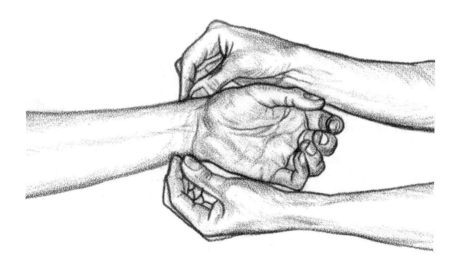

Problemas nos ombros

- Radie energia diretamente no local dolorido. Pergunte ao cliente se suas mãos estão fazendo o sanduíche no local certo.
- Adicionalmente, tente radiar energia desde a axila até o ombro, como ilustrado.
- Se esses procedimentos não forem satisfatórios, tente trabalhar nas suturas, na protuberância occipital, no pescoço, parte inferior das costas, quadris, e, depois, volte ao ombro.

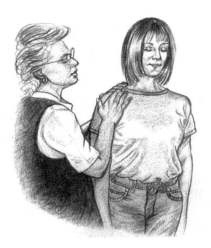
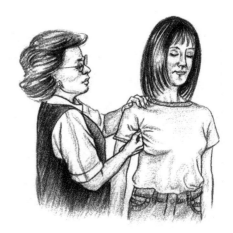

Órgãos

Fazer o sanduíche é eficaz na maioria dos órgãos do corpo. Apenas ponha uma das mãos em cada lado do corpo para que a energia flua entre elas. Mantenha diálogo com o paciente para tomar conhecimento das sensações que ele estiver sentindo durante a sessão. Tais informações podem indicar que você tem de trabalhar em lugares onde você não havia percebido a necessidade de fazê-lo.

Radiar energia no coração pode melhorar a pressão sanguínea, controlar a arritmia cardíaca e palpitações.

Quando radiar energia nos rins e nas glândulas suprarrenais, o melhor sistema é trabalhar diretamente sobre os órgãos. Essa estratégia funciona bem para outros órgãos ou partes do corpo que estiverem próximas da superfície, tais como olhos, garganta ou bexiga.

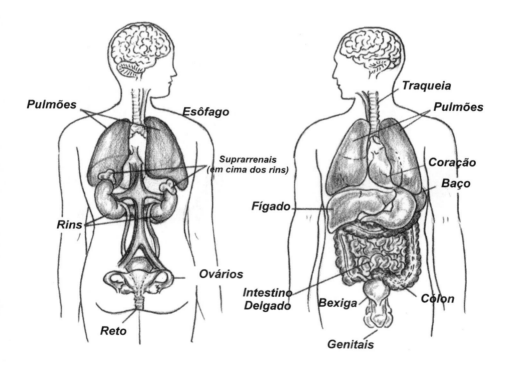

Sistema imunológico

Nós podemos usar a energia para ajudar a reconstruir ou curar o sistema imunológico.
- Radie energia nas glândulas endócrinas, que incluem pineal, pituitária, tireoide, timo, suprarrenais, ovários e testículos.
- Radie energia no sistema linfático, localizado sobretudo em torno do pescoço, axilas, peito, seios, estômago e parte interna das pernas.
- Radie energia nos órgãos principais: coração, pulmões, fígado e rins.
- Radie energia em qualquer lugar onde o cliente se queixar de dores.

Com essas orientações simples, você será capaz de realizar um incrível trabalho de cura na sua família, nos amigos, e naqueles que tiverem a sorte suficiente de estar por perto.

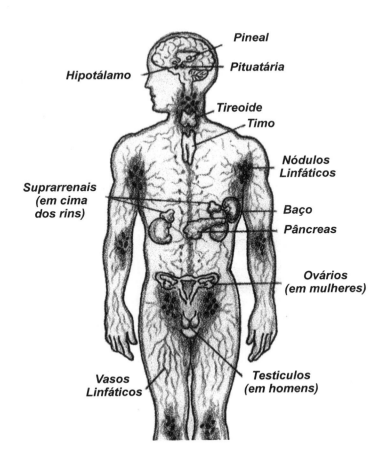

Capítulo 10
Autocura

Parte III

O cerne da cura é o coração.

APLICAÇÕES

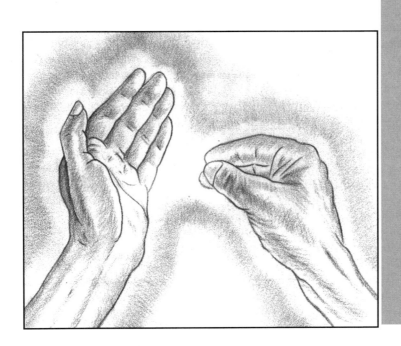

Radiar energia em si mesmo

Dar uma sessão a si mesmo pode ser deslumbrante. Dito isso, seria razoável também dizer que radiar energia em si próprio não é, em geral, tão poderoso quanto receber uma sessão de outra pessoa. Por já estarmos acostumados à vibração da nossa energia, radiar a nossa própria energia de volta para nós mesmos é raramente tão espetacular quanto receber energia de outro. Um amigo meu costuma dizer que "Curar a si próprio com energia é mais ou menos como sexo. Você pode fazer em si mesmo, mas nunca é a mesma coisa".

Receber amor de outra pessoa não é previsível ou controlável. Isso é verdade do ponto de vista tanto energético quanto emocional. Acredito haver várias formas de amor – muitos sabores, se preferir. Cada pessoa expressa a sua própria e única combinação dessas qualidades. Alguns podem expressar o seu amor de maneira vibratória, como criação, compaixão, coragem, compromisso, fidelidade, simpatia, honestidade, vulnerabilidade, intimidade, dando segurança, e assim por diante. Existem tantos sabores deliciosos de amor que não cabem em uma pequena palavra de quatro letras. Talvez a sua autocura precise de um sabor de amor que você não esteja acostumado a dar.

Há alguns problemas que sou capaz de tratar bem quando radio energia em mim mesmo e existem outros problemas com os quais sou ineficaz. Por exemplo, ao mesmo tempo que tenho tido sucesso trabalhando com ferimentos, tenho sido incapaz de ajustar a posição da minha estrutura óssea. Atente para o fato de que cada pessoa é diferente, e as minhas forças e fraquezas podem, com toda certeza, não serem as suas.

Há alguns anos, notei que a lua estava ficando mais e mais borrada quando eu olhava para ela e fiquei curioso por saber por que os astrônomos não diziam nada a esse respeito. Eu também tinha de segurar os livros cada vez mais longe quando estava lendo. Quando comecei a radiar energia nos meus olhos (cerca de cinco a dez minutos, duas vezes ao dia), tinha uma profunda sensação de queimadura, que permaneceu nas primeiras duas semanas. Uns trinta dias depois que comecei a fazer isso cotidianamente, certa noite saí de casa e olhei para a lua cheia. Ela estava completamente em foco, sem margens borradas. Levou muito mais tempo para que os meus olhos fossem afetados o suficiente para que eu pudesse ler segurando o livro próximo ao rosto.

Talvez seja apenas a natureza humana, mas com o passar do tempo fiquei preguiçoso em continuar trabalhando nos meus olhos. Quando pratico regularmente, posso ler de uma distância de 25 ou 28 cm, e quando paro de praticar, depois de uns dois meses, eu me surpreendo lendo a uma distância de 30 ou 35 cm. Então, quando recomeço, levo apenas alguns dias para recuperar a totalidade visão.

Há cerca de um ano, fiz uma cirurgia oral. Quando saí do consultório do dentista, o lado esquerdo de minha face estava começando a inchar consideravelmente. Sentei-me na parte de trás do consultório e, enquanto olhava para um rio, comecei a radiar energia na bochecha, no lugar em que havia sido a cirurgia. Gastei mais ou menos uma hora e fui capaz de diminuir a inflamação em cerca de 90%. O meu compromisso foi ver a pessoa que fazia o meu imposto de renda (isso é o que eu chamo de um bom dia!). Ela não acreditava que eu tinha passado por um tratamento de canal, porque eu não sentia dor e o local quase não estava inflamado. O único momento em que senti dor foi quando cheguei em casa. Assim que saí do carro, senti uma dor súbita e intensa; essa dor durou apenas uma fração de segundo e já se tinha ido quando coloquei a mão na bochecha. Passei a maior parte do dia com pelo menos uma das mãos tocando a mesma bochecha. Nas três ocasiões em que o dentista operou aquele dente, não precisei de remédio para dor e apenas, ocasionalmente, senti algum incômodo. Esse desconforto desaparecia de imediato quando eu começava a radiar a energia.

Lembro-me de outra situação em que alguns amigos estavam me ajudando a mudar. Quando me levantei de súbito com uma caixa na mão, bati sonoramente a cabeça em um caibro de madeira. Isso me fez cair de joelhos e "ver estrelas". A minha reação imediata foi passar a mão no topo da cabeça, mas em vez disso eu me forcei a tocar delicadamente o local com a ponta dos dedos e comecei a radiar energia. Após cerca de dois minutos, a dor havia desaparecido e voltei ao trabalho. Cerca de vinte minutos depois, comecei a pensar se teria um daqueles enormes galos na cabeça como as personagens de histórias em quadrinhos. Toquei o local com muito cuidado e não senti dor. Comecei a pressionar mais forte, e não fui capaz de encontrar nenhum vestígio de que me tivesse machucado.

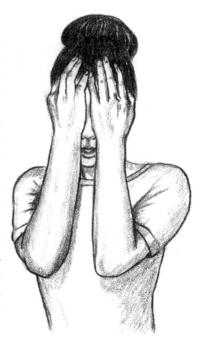

E apenas para que você saiba que não sou o único a poder fazer isso, uma das minhas alunas estava cortando legumes quando a faca escapou e lhe cortou um dedo até o osso. Ela envolveu o dedo com a outra mão e na hora se pôs a radiar energia nele. Em poucos minutos, a dor e o sangramento haviam cessado. A dor não voltou e não foram necessários pontos ou qualquer outro tratamento.

Aparentemente, ferimentos recentes são de certa forma mais fáceis de ser autocurados que problemas sistêmicos, visto que o corpo ainda não se identificou vibracionalmente com o problema.

Enquanto pensava sobre quais dos outros inúmeros exemplos de autocura eu escolheria para relatar, recebi a carta de uma amiga. Ela escreveu: "Falando nisso, eu tenho realmente usado o Toque-Quântico nos últimos dias. Escorreguei durante a aula de dança e machuquei o joelho, o que resultou em um calombo do tamanho de um ovo frito grande. Radiei energia no joelho depois da aula e, em poucas horas, o local já estava levemente rosado, quase sem inchaço e de pequeníssimo tamanho. Ei, esse negócio funciona!"

Orientações para sessões de autocura

- Pratique radiar energia em si mesmo regularmente. A autocura pode precisar de muitas sessões; assim, quando estiver praticando toques de corpo inteiro e radiando energia, pode ser uma boa ideia radiar energia em si próprio. Você pode praticar enquanto vê televisão, no cinema, ou até mesmo enquanto lê um livro. Essa pode ser uma sessão em que se usa apenas uma das mãos, a menos que você encontre algum outro modo de segurar o livro.

- Faça um sanduíche em qualquer parte do corpo que você consiga alcançar com conforto e coloque as mãos diretamente sobre aqueles lugares em que não consegue fazer o sanduíche. Por exemplo, seria difícil fazer um sanduíche no seu próprio coração entre as mãos, então apenas ponha as duas mãos sobre ele.

- Se estiver trabalhando em algum local inacessível, como o meio das suas costas, pode usar as técnicas de cura a distância, como descrito no capítulo 12.

- Para fazer as sessões ficarem tão fortes quanto possível, intensifique a respiração, exagerando as técnicas. Se estiver deitado, pode realizar a respiração fogosa por períodos muito longos sem sentir tontura. Dessa forma, é possível alterar a sua vibração profundamente e ser mais eficaz. (Pessoas com problemas de coração podem não ser capazes de realizá-lo com segurança. Se não tiver certeza, pergunte ao seu médico.)

- Essa também pode ser uma boa hora para tentar combinações de técnicas; isto é, você pode fazer uso de mais de uma técnica de cada vez. Por exemplo, poderia tornar a usar a técnica de ressonância ampliada (capítulo 12) enquanto trabalha em si próprio.

- Seja paciente. Muitas pessoas empregam, com alegria, quarenta ou sessenta minutos trabalhando em um amigo, mas acham difícil encontrar cinco ou dez minutos para trabalhar nelas próprias.

Capítulo 11

Curar Animais

Parte III

APLICAÇÕES

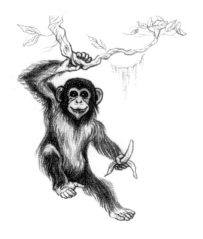

"Os macacos são a minha gente preferida"
– Desconhecido

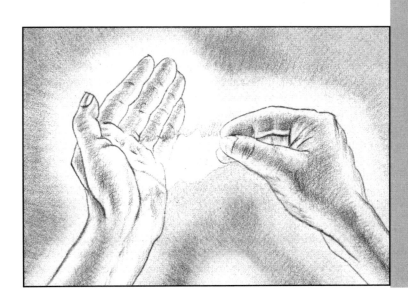

O trabalho com animais pode causar-nos enorme alegria, já que o seu amor é tão livre e a sua afeição nos é dada de maneira tão generosa. Os nossos animais de estimação, assim como os outros animais, não nos julgam por nossa idade, peso, raça ou estilo de vida. Mais ainda, não têm preconceito de não favorecer a medicina alopática ocidental, eles simplesmente respondem ao amor.

O Toque-Quântico funciona muito bem em todos os tipos de animais: cães, gatos, cavalos, camundongos, tartarugas, até coelhinhos. Não há diferença aparente. Todos parecem gostar de histórias de animais; então vou contar algumas.

No ano passado, fui ao Maine para dar um curso e fiquei hospedado na casa de Billie. Conforme ela havia dito, tinha dez gatos, todos com pelos compridos. Nas minhas conversas com Billie, fiquei sabendo que Julius (que tem uma técnica nomeada em sua homenagem no capítulo 5), o seu gato preferido, esteve doente por dois meses. Ela havia levado o gato ao veterinário algumas vezes, que não conseguiu curá-lo, nem descobrir a causa do mal. Logo que cheguei à casa, vi gatos por toda parte, mas notei em um canto um deles que parecia ter desmaiado no braço da poltrona. Nesse momento, dei-me conta de que se tratava de Julius.

Coloquei minhas malas no chão e fui até ele para me apresentar (em linguagem de gato, o que significa deixar que ele cheirasse minha mão). Julius estava muito magro e fraco, os seus pelos estavam ligeiramente molhados e ele parecia não ter energia nem para levantar a cabeça. Comecei a radiar energia no abdômen e, dentro de um ou dois minutos, percebi que estava lidando com o que chamo de "modelo bloqueado" de energia, descrito no capítulo 3. Depois de radiar energia por uns cinco minutos, a vibração começou a ficar um pouco mais forte. Então, chamei Heather e Billie e pedi-lhes que me ajudassem. Ambas são experientes praticantes do Toque-Quântico, e sessões em grupo são em geral mais fáceis e mais rápidas.

Nós três radiamos energia por mais 10 minutos e Julius levantou-se para se esticar e então pulou de novo no chão. Naquele momento, não imaginei que a sessão tivesse tido grande sucesso. Dois minutos depois, achei um brinquedo de gatos, que consistia em um palito com um barbante e uma bolinha grudada nesse barbante. Ao arrastar a bola pelo chão, fui cercado por gatos que, educadamente, esperavam a bola passar por eles para tentar agarrá-la.

Quando Julius percebeu o jogo, fez alguma coisa que Billie disse nunca tê-lo visto fazer. Ele começou a saltar uns 60 cm quase no estilo de uma gazela. Fez isso três ou quatro vezes como se estivesse pulando em direção ao jogo. Quando lá chegou, de pronto monopolizou o brinquedo, saltando ao redor, perseguindo a bola. Após alguns minutos, Billie abriu a porta e ele foi o primeiro a sair.

Julius nunca mais teve problemas de saúde desde aquela única sessão. Retornei sete meses depois para dar outro curso de Toque-Quântico e tive a oportunidade de passar algum tempo com ele novamente. Pareceu que me reconhecia e se mostrou muito afetuoso. Decidi radiar energia novamente e ver o que aconteceria dessa vez. Ele adorou e ficou mais e mais excitado. Dessa vez, ele agarrou a minha mão e a lambia, mordia e arranhava de modo brincalhão, embora isso começasse a doer um pouco. Depois de alguns segundos, Julius olhou para mim, viu que eu não estava gostando e de imediato parou de morder. Levantou-se e saiu.

Uma hora mais tarde, Billie me disse que Julius tinha novamente feito alguma coisa que ela nunca o tinha visto fazer antes – pegara um passarinho. Parece que ambas as sessões trouxeram para fora o "tigre escondido" do gatinho. Também ouvi outras histórias de gatos cujo instinto de caçador foi despertado após uma boa sessão de Toque-Quântico.

Em outra ocasião, um amigo tinha um cachorro (da raça Newfoundland) com problemas no osso sacro-ilíaco. O cachorro não podia mais andar e eles tiveram de levá-lo de ambulância para ao veterinário. O veterinário disse que na maioria desses casos o animal teria de ser sacrificado. Quando vi o cachorro, ele já voltara para casa e não era capaz de andar. Depois de duas sessões em dois dias, ele já andava sem nenhum problema.

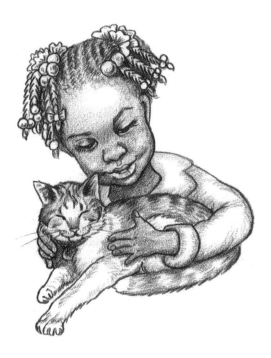

Talvez você se lembre do primeiro capítulo, quando radiei energia em um coelhinho assustado e ele reagiu virando de costas e esticando-se ao máximo. A minha amiga Henri conseguiu resultados parecidos com a sua tartaruga. Trata-se de uma tartaruga africana (do tipo "Sideneck") de aproximadamente 18 cm de comprimento; o seu comportamento típico é ficar a maior parte do tempo dentro da casca. Na natureza, o seu hábitat é a beira da água, perto de samambaias de folhas grandes ou dentro de buracos estreitos para escapar dos predadores. O animal evita qualquer tipo de exposição e nunca toma banho de sol. Henri escreveu: "Quando radio energia, eu a ponho no colo, com uma das mãos na parte de cima da casca e a outra, embaixo. Alguns segundos depois, ela fecha os olhos. Ao continuar a radiar energia, relaxa totalmente, esticando o pescoço para frente, bem como os braços e os pés. Podemos ficar nessa posição por minutos ou por horas seguidas".

Contarei mais uma história para aumentar o seu apetite de fazer sessões com animais. Uma amiga pediu-me para fazer um trabalho de Toque-Quântico em seu cavalo. Eu não sou do tipo que passa o tempo com cavalos, mas achei que gostaria da nova experiência. Em uma tarde ensolarada, eu estava radiando energia no dorso do cavalo quando a minha amiga disse que eu estava "pondo o cavalo para dormir". "Espero que você não esteja dizendo isso no sentido dos veterinários", respondi. "Não, você está realmente pondo o cavalo para dormir". "Como você sabe?", perguntei. "Olhe nos olhos dele", respondeu ela. Então, olhei nos olhos do cavalo e vi que estavam fechando-se, e o lábio inferior estava pendurado e tremelicando. Um momento depois, o cavalo caiu, como uma pessoa que pega no sono sentada. O cavalo estava de novo acordado e agora descansava a cabeça em um pedaço de trilho metálico, ao lado da cocheira. Continuei a radiar energia no animal e a cabeça dele escorregou do trilho mais três vezes.

Assim como nos pacientes humanos, nunca sei o que a energia faz. Apenas confio que alguma coisa maravilhosa sempre acontecerá.

Orientações para trabalhar com animais

- Faça o sanduíche ou radie energia diretamente em qualquer local que você pense que precisa ser curado. O diagnóstico de um veterinário pode ajudá-lo a localizar o problema.
- Certifique-se de que está mantendo as técnicas de respiração durante todo o tempo da sessão.
- Visto que animais não falam, preste muita atenção nas sensações das suas mãos, como descrito no capítulo 3. Isso vai ajudá-lo a saber quanto tempo deve ficar com as mãos em um determinado local.
- Tenha a convicção de que não fará "errado". A energia encontra o seu caminho, sabe para onde precisa ir e o que precisa ser feito.
- Realize uma série de sessões se necessário.
- Quando estiver escovando o animal, tente radiar energia nele ao mesmo tempo. Isso funciona com qualquer tipo de afago, como coçar atrás da orelha ou passar a mão na barriga.
- Tente radiar energia no animal antes ou durante o banho. Para um tratamento especial, energize a água do banho (veja capítulo 15). Isso funciona particularmente quando o ato de tomar banho não está na lista de atividades preferidas do animal.
- Também pode radiar energia na comida e na água dele, bem como na sua própria (veja capítulo 15). Para animais que comem mais alimento enlatado, isso aumenta muito o valor energético da comida.

Tenho certeza de que você se surpreenderá com os resultados do seu trabalho.

Capítulo 12

Cura a Distância

Parte III

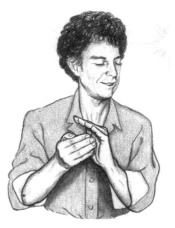

*Infinitamente mais rápidas que a velocidade
da luz, a nossa compaixão e as nossas preces
se movem na velocidade do amor.
São instantâneas!*

APLICAÇÕES

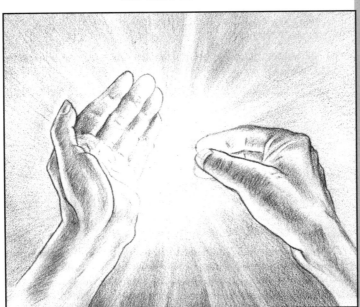

Estar conectado

Acredito que estejamos muito mais conectados uns aos outros do que o consenso geral nos faz acreditar. No aspecto pessoal, o bem-estar da família e dos amigos é frequentemente mais importante para nós do que poderíamos reconhecer no dia a dia. Uma perda repentina de entes queridos mostra esse fato com clareza. Embora muita gente se torne indiferente ou mortificada pela carga de más notícias que a mídia despeja sobre nós, algumas notícias como a morte de uma criança ou de um líder com quem nunca nos encontramos nos toca profundamente. Na economia, vemos que problemas em um continente podem, de imediato, exercer impacto sobre todos os mercados do planeta. No aspecto global, temos apenas um grande oceano e todos nós dividimos a mesma água, o mesmo ar, o mesmo solo. As nossas vidas e destinos estão fortemente ligados. O que você pode não estar sabendo é que até as menores partículas estão ligadas entre si de maneira profunda.

Uma montanha de livros vem sendo escrita acerca do estranho e mágico mundo da física quântica. No excelente livro de Gary Zukav, *The Dancing Wu Li Masters*, ele escreve:

> "O teorema de Bell é uma construção matemática que, como tal, é indecifrável para os não matemáticos. As suas implicações, entretanto, poderiam afetar profundamente a nossa visão de mundo básica. Alguns físicos estão convencidos de que esse é o trabalho mais importante, talvez, de toda a história da física. Uma das implicações do teorema de Bell é que, em um nível fundamental, as 'partes separadas' do universo estão conectadas de maneira íntima e imediata... Suponha que tenhamos o que os físicos chamam de um sistema de duas partículas com giro zero. Isso significa que o giro de cada uma das partículas no sistema cancela o giro da outra. Se uma das partículas de tal sistema tem um giro para cima, a outra tem um giro para baixo. Se a primeira partícula gira para a direita, a segunda partícula gira para a esquerda. É irrelevante a orientação das partículas, os seus giros são sempre iguais e opostos."

Muitos físicos que trabalham com física quântica ficaram desconcertados quando ponderaram como pares de fótons, viajando em direções opostas uns dos outros na velocidade da luz, são capazes de se corresponderem uns com os outros instantaneamente, muito mais rápido do que a velocidade da luz.

Se essas duas partículas são enviadas em sentidos opostos, não importando o quão distantes fiquem, elas ainda estão ligadas. Podem estar milhares de anos-luz uma da outra, mas se uma partícula passa através de um artefato magnético que muda o seu giro, digamos de cima para baixo, a outra partícula, independentemente da distância, vai, instantânea e espontaneamente, mudar o seu giro de baixo para cima. Acredito que o impacto do nosso amor viaja de maneira similar.

Sempre pensei a respeito da nossa interconexão em um sentido intelectual e espiritual, mas o verdadeiro sentido de estarmos fisicamente ligados uns aos outros foi mostrado a mim de maneira poderosa e pessoal quando visitei o dr. C. Norman Shealy, médico e Ph.D., na sua clínica em Springfield, Missouri. Depois de mostrar como o Toque-Quântico afeta a postura e o quão eficaz é no tratamento dos seus casos mais difíceis de pacientes com dor crônica, o dr. Shealy decidiu pesquisar como o Toque-Quântico poderia afetar os padrões de ondas cerebrais a distância. Isso era algo que eu nunca tinha tentado e, para ser franco, não tinha nenhuma expectativa positiva sobre os resultados.

O dr. Shealy pediu a um senhor idoso que se deitasse por uma hora para mapear as suas ondas cerebrais. O homem não havia sido informado de que eu estaria tentando uma sessão de cura a distância com ele. Quando uso a palavra "distante", quero dizer que não há contato físico entre o praticante e o cliente. Nesse caso, eu estava apenas a uns quatro metros de distância, mas, baseado na minha própria experiência e na de outros, não importaria se eu estivesse a quatro quilômetros ou a quatro mil quilômetros de distância. Por trinta minutos, monitoramos as ondas cerebrais daquele indivíduo e usamos aquela informação como base. Nessa altura, um dos assistentes de Norman tocou-me o ombro como um sinal para que eu começasse a realizar a cura a distância. Durante os trinta minutos seguintes, radiei energia, e, quando acabei, continuamos a monitorar as ondas cerebrais por mais cinco minutos para ver se a interrupção da sessão teria algum efeito.

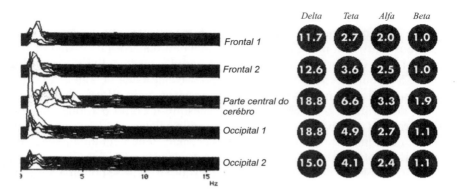

Os dados acima representam a atividade das ondas cerebrais do paciente 30 minutos de repouso.

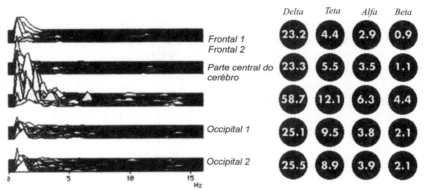

Cinco minutos após a cura a distância ter começado. Note o aumento significativo da atividade delta.

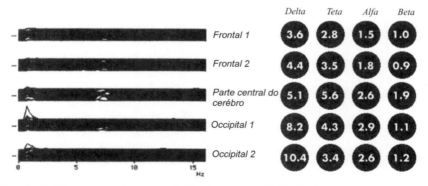

Depois de 30 minutos de cura a distância, toda a atividade das ondas cerebrais está profundamente tranquila.

Os resultados me surpreenderam. Nos primeiros 5 minutos de radiação de energia, a atividade cerebral delta aumentou acentuadamente. Nas partes frontais esquerda e direita do cérebro, a atividade saltou de 11.7 e 12.6, respectivamente, para 23.2 e 23.3. Na parte central do cérebro, o aumento foi de 18.8 para 58.7 e nos occipitais, de 18.8 e 15.0 para 25.1 e 25.5. No final da sessão, a atividade delta frontal tinha baixado de forma impressionante para 3.6 e 4.4, a região central do cérebro baixou para 5.1 e os occipitais para 8.2 e 10.4, respectivamente. De acordo com o Dr. Shealy, em trinta anos de observação da atividade de ondas cerebrais, ele nunca vira um padrão tão "quieto". Também disse que se não tivesse presenciado o experimento e tivesse olhado apenas para os resultados, poderia ter pensado que o indivíduo sofrera morte cerebral. Acho esse último comentário especialmente interessante, já que veio de um neurocirurgião.

Nas semanas seguintes, percebi que havia ficado novamente "chocado" com a profundidade desse trabalho. Intimamente, eu não tinha acreditado que os meus pensamentos podiam ter causado tal impacto, mas eles claramente o causaram. Quando ponderei acerca do que tinha acontecido, ocorreu-me que a cura a distância demonstra o quão conectados estamos uns aos outros e isso me forneceu ainda mais uma pequena prova do poder do nosso amor.

Quando tocamos alguém durante uma sessão, estamos realmente auxiliando na mudança da vibração do tecido de uma maneira muito direta. Isso é o que eu agora chamo de "cura local", por causa da proximidade entre o praticante e o cliente. No caso de "cura não local", o praticante pode estar a alguns metros de distância, e talvez, até na lua, que o impacto terá a mesma força, visto que o campo é criado pelo pensamento.

Uma das formas pelas quais a cura a distância difere da cura local é que o campo criado no trabalho a distância não movimenta a estrutura facilmente. Isto é, ossos não se ajustam simultaneamente, como acontece na cura local. Se esse for o caso, então o trabalho de cura a distância cria um tipo diferente de campo que a cura local. Ocorreu-me que se sustentássemos um campo a distância e um campo local ao mesmo tempo, poderíamos criar uma sinergia de vibração parecida com a de duas pessoas que trabalham juntas. Os resultados são muito profundos e gratificantes.

Durante os meus cursos de Toque-Quântico, costumo liderar grupos para realizar cura a distância em todas as pessoas presentes. A experiência é imediata e notável, posto que quase todos podem claramente sentir a energia. Igual a tudo, o trabalho de cura a distância tem os seus pontos fortes e as suas limitações.

Aqui vão apenas dois exemplos para dar uma pequena amostra de como a cura a distância pode funcionar.

Um dos meus alunos, chamado John, contou-me sobre uma tia que tinha um tumor. Ele estava bastante preocupado com o estado de saúde dela. Exatamente às 19 horas daquele dia, John preparou-se para enviar energia à tia. Focou intensamente, fez as técnicas de respiração e manteve a sessão por trinta minutos. Um pouco depois das 20 horas, ligou para a tia e começou a bater papo sobre trivialidades: como ia o marido, como iam as crianças, o que vinha fazendo, etc. Depois de cerca de 15 minutos, John lhe perguntou sobre a saúde, particularmente acerca do tumor. De repente, a voz dela mudou, tornou-se mais animada, contando que exatamente às 19 horas daquele dia ela conseguira sentir "energia indo para o tumor", algo como se o tumor estivesse drenando e diminuindo de tamanho. John perguntou por quanto tempo havia tido aquela sensação, ao que ela respondeu que por exatamente trinta minutos. Disse que no momento se sentia confortável e muito bem. Também se mostrou entusiasmada sobre o seu potencial de ser curada. Ele me disse que não relatou para a tia o que tinha feito porque, na sua opinião, ela não entenderia. Aparentemente, ela estava gratificada pelo amor, mas não pela explicação.

Certa vez, estava eu ao telefone conversando com minha amiga Lauri quando ela contou que enfrentava uma crise alérgica severa e sentia um pouco de dor nas costas que a incomodava. Como tinha curso de enfermagem, Lauri estava pensando em se automedicar, porém hesitava porque os remédios iriam "nocauteá-la" por uns dois dias, tempo em que ela não poderia desenvolver as suas atividades normais. Convidei-a para uma visita e para deixar que eu trabalhasse nela, mas ela disse que não se sentia bem o suficiente para dirigir. "Então, permita que eu pratique cura a distância", sugeri. Ela insistia em tomar a sua medicação e eu argumentei contra. Nós, finalmente, negociamos que se ela ainda não estivesse sentindo-se bem dentro de uma hora, que então tomasse os remédios. Pus-me a radiar energia e, após vinte e cinco minutos, o telefone tocou. Ela ligou para dizer que não apenas todos os sintomas alérgicos haviam desaparecido, mas que também a dor nas costas fora embora.

Orientações para realizar cura a distância

- **Peça permissão.** É sempre bom pedir permissão para realizar cura a distância. Se por uma razão ou outra você não conseguir pedir permissão, simplesmente peça que a energia seja usada para o maior bem possível e a envie à pessoa. Enviar a energia para o maior bem possível é, de qualquer modo, algo recomendável.
- **Conecte-se com a pessoa que está sendo curada.** É preciso saber exatamente para quem ou para o quê está enviando energia, seja para uma pessoa, um animal ou uma planta. Se não conhecer o receptor em pessoa, uma foto pode ajudá-lo, e muito, a focar e direcionar a energia.
- **Conecte-se com a sua espiritualidade.** Isso é útil para aqueles que possuem tal inclinação. Pedir ajuda pode apenas melhorar o trabalho.
- **Utilize um objeto para ajudá-lo a focar.** Precisamos admitir que é necessário maior concentração para permanecer focado quando se está fazendo cura a distância. Não é possível colocar as mãos na pessoa e manter a respiração; é necessário manter a intenção de que a energia vá para onde está sendo enviada. Por essas razões, muitas pessoas gostam de segurar um objeto, como um ursinho de pelúcia, um travesseiro ou um cobertor, para provê-los de ponto físico para o foco. Não é necessário usar um objeto, mas é uma opção.
- **Leve a sua atenção para o lugar que precisa de energia e imagine que está entre as suas mãos.** Você pode imaginar e ver entre as suas mãos o lugar certo para onde está enviando energia. Como estamos usando a imaginação, podemos trabalhar diretamente nos órgãos ou tecidos. O mais importante não é apenas levar a nossa atenção para o lugar onde desejamos enviar energia, mas manter a atenção lá enquanto a radiamos.
- **Use as técnicas de respiração e radie energia.** Como em todo trabalho de Toque-Quântico, mantenha a respiração e radie intensamente energia pelas mãos.
- **Combine técnicas diferentes.** Cura a distância pode ser uma ótima oportunidade para experimentar a combinação de várias técnicas durante a sessão.
- **Não tenha pressa.** Sessões de cura a distância podem durar trinta, quarenta e cinco, ou sessenta minutos. Isso requer muita dedicação da parte do praticante.

- **Não se apegue aos resultados.** Assim como outros trabalhos de Toque-Quântico, é importante lembrar que você está simplesmente segurando a ressonância e que eles são responsáveis pela cura.

É tão maravilhoso perceber que o nosso amor tem um impacto real e pode ser sentido por aqueles para os quais o desejamos enviar. Agora, quando uso a expressão em inglês *"Send her my love"* ("Mande lembranças a ela"), percebo que "Ei, eu próprio posso fazer isso!"

A técnica de ressonância amplificada

A ressonância amplificada é uma técnica prática que também emprega elementos de cura a distância e, por isso, a coloquei neste capítulo. Trata-se de uma técnica extremamente poderosa e se tornou uma das minhas estratégias preferidas na radiação de energia. A técnica RA, como ficou conhecida, requer grande porção de habilidade e concentração, pois fazemos duas coisas ao mesmo tempo.

1. Coloque as mãos no paciente, como faria normalmente, e comece a radiar energia.

2. Enquanto estiver radiando energia pelas mãos, use a mente para "penetrar" no tecido que está sendo tratado. A cada inspiração e expiração, mantenha a mente dentro do tecido em que estiver trabalhando e permaneça lá, enquanto, simultaneamente, radia energia pelas mãos.

Quando digo para usar a mente para penetrar no tecido, estou sugerindo que mantenha o ponto de atenção dentro da parte do corpo em que está trabalhando. Não é necessário fazer nenhuma visualização em particular acerca do que está acontecendo lá dentro; basta usar a intenção para manter a consciência naquele local. Se preferir, pode imaginar que a parte do corpo para a qual envia a atenção está iluminada. Outra possibilidade é imaginar que leva uma bola de energia que está fisicamente dentro daquela área e fazê-la girar. O importante aqui é concentrar a atenção naquele lugar. Assim, estará radiando energia no corpo da pessoa com a mente e, enquanto mantém a respiração, estará também radiando energia por meio das mãos.

Capítulo 13
Cura Emocional

Parte IV — OUTROS TEMAS ESSENCIAIS

Embaixo das águas lamacentas da emoção preterida e renegada se estendem os vastos e ocultos tesouros de quem realmente somos.

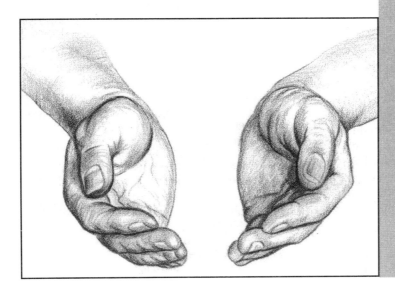

As emoções e o processo de cura

Éramos cinco pessoas realizando uma sessão de grupo para Helen. Ela era um dos casos mais difíceis de dor crônica do dr. Norman Shealy e não havia respondido bem a nenhuma terapia, tradicional ou alternativa. Uns vinte minutos depois de a sessão ter iniciado, ela começou a ficar extremamente incomodada. Quando perguntamos qual era o problema, disse que "são emoções que aparecem e não quero sentir, e tenho medo de que se eu as sentir, de tão tenebrosas, ficarei com temor de nunca me sentir de novo". Isso aconteceu em agosto de 1998, quando estava mostrando ao dr. Shealy e ao seu grupo a eficácia do Toque-Quântico no tratamento de pacientes com dor crônica. Naquele momento, Helen estava recebendo uma sessão dada por mim, dr. Shealy e outras pessoas do seu *staff*. Nos minutos seguintes, a sua aflição continuou a aumentar e o dr. Shealy conversou com ela e com o restante de nós para que mantivéssemos a respiração.

O dr. Shealy encorajou Helen, da maneira mais gentil e afetuosa, a deixar as emoções aflorarem. "Não, não, não", protestou ela, "se eu me permitir sentir essas emoções, ficarei trancada nelas pelo resto da vida." Após mais alguns minutos de persuasão, o dr. Shealy ajudou-a a se sentir segura o suficiente para permitir que as emoções começassem a emergir. Então, ela teve uma crise de choro que durou aproximadamente cinco minutos e, logo após, começou a sentir-se muito bem. Mais quinze minutos de sessão e Helen começou a sentir uma nova onda de tristeza. Voltou a protestar que se se permitisse sentir aquelas emoções, ficaria trancada nelas para sempre. O dr. Shealy, mais uma vez, confortou-a, dizendo que aquilo não aconteceria e que tudo ficaria bem. Sentindo-se mais segura, ela deixou que a próxima onda de emoções fluísse. Essa onda de tristeza foi ainda mais intensa que a primeira. Após alguns minutos de lágrimas, a alegria ocupou novamente o espaço que tinha sido tomado pela dor.

Ao final da sessão, ela relatou que cerca de 70% da dor física fora embora. Tratava-se de uma dor que, por dez anos, nunca tinha respondido a nenhuma terapia tradicional ou alternativa tentada até aquele momento. Quando lhe perguntamos o que tinha vivenciado emocionalmente durante a sessão, Helen respondeu que estivera deprimida porque soube que nunca poderia ter filhos. Ao permitir-se sentir completamente a intensidade daquelas emoções, de alguma forma, a maior parte da dor tinha também desaparecido. Helen disse, até, que agora estava animada a respeito do futuro, aceitando a si mesma como uma pessoa criativa e realizada, mesmo sem um filho para criar.

É comum ver emoções aflorarem durante sessões de Toque-Quântico. *Acho fascinante que emoções específicas que provocam catarses parecem ser justamente as emoções que tinham sido suprimidas, oprimidas ou reprimidas. É muito comum que o ato corajoso de se permitir vivenciar essas emoções em toda a sua intensidade seja exatamente o necessário para aliviar ou transformar problemas físicos.* Estou convencido de que o nosso maior bloqueio é a falta de vontade de vivenciar a intensidade das nossas emoções.

Para a maioria das pessoas, a expressão da raiva é especialmente difícil e temerosa. Tampouco é fácil exprimir uma variedade de outras emoções, tais como mágoa, humilhação, vergonha, medo, fúria e ódio. Infelizmente, emoções positivas também são suprimidas. Muitas pessoas levam uma vida infeliz, repleta de vergonha, fúria e medo, e assim evitam sentir algo deveras assustador, como o maravilhoso interior da sua própria magnificência.

Quando você ilumina uma sombra, ela desaparece.

Está muito além do escopo deste livro tratar dos temas básicos de causa emocional. Eis algumas estratégias que você poderá usar nas suas sessões de Toque-Quântico.

Orientações para trabalhar com as emoções que afloram durante uma sessão

- **Acreditar no processo.** Devemos admitir que às vezes nos causa aflição observar alguém que está passando por emoções intensas. Mas, mais importante é acreditar no processo. Eu apenas permaneço radiando energia até que as coisas naturalmente se consertem. O pior a fazer seria assustar-se e parar a sessão. O melhor é confortar o paciente, assegurando-lhe que é bom sentir seja o que for, e manter a respiração enquanto radia energia.

- **Aterramento.** Mantenha sensações dentro do seu corpo como descrevi no capítulo 3. Isso vai ajudá-lo a manter-se aterrado e em melhor condições de ajudar (aterramento é descrito no capítulo 4).

- **Mantenha a respiração.** Mantenha a respiração e incentive o cliente a fazer o mesmo. Isso pode acelerar o processo e proteger aqueles que tendem a absorver os sintomas ou emoções dos outros.

- **Radie energia na parte do corpo em que as emoções estão sendo sentidas.** Essa é uma técnica poderosa que pode ajudá-lo a assistir o seu cliente na busca do equilíbrio emocional e lidar com os sentimentos que surgirem. Faça um sanduíche da área, frente e trás, para que se sinta protegido por suas mãos. Se o paciente estiver sentado, talvez seja preciso pedir que se incline para a frente, para que você aguente o seu peso (conheço vários psicoterapeutas que utilizam essa estratégia para ajudar os seus pacientes a ficarem centrados e processar emoções mais responsavelmente).

- **Radie energia nas suturas e no cérebro.** As suturas são os espaços onde os ossos cranianos se conectam uns aos outros. Desequilíbrios emocionais podem fazer as suturas moverem-se para fora do alinhamento. Gastar cinco ou quinze minutos radiando energia nas suturas pode ser bastante útil para ajudar as pessoas a encontrar o próprio equilíbrio emocional. Bob Rasmusson gostava de contar a história de uma mulher que estava incontrolavelmente triste desde que o seu bebê morreu. Depois de radiar energia nas suturas, ela era a mais desgostosa, mas também conseguia se sentir gratificada por ter conhecido a criança.

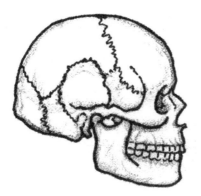 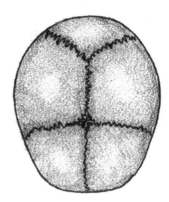

- **Radie energia nos chacras.** Radiar energia em cada chacra é uma maneira excelente de equilibrar emoções, podendo também auxiliar na liberação delas. Pode-se radiar energia em cada um dos chacras e dar mais atenção àquelas mais próximas da parte do corpo em que o cliente sente as emoções mais intensamente. Fazer um sanduíche nos pontos dos chacras, na frente e atrás, funciona muito bem. Na maioria dos casos, poderia ser esquisito ou embaraçoso tocar as pessoas no seu primeiro e segundo chacras. Uma alternativa é colocar as mãos no períneo, que fica entre o ânus e os genitais, e tocar um ponto aproximadamente 2,5 cm abaixo do umbigo. Esse ponto reflete no primeiro chacra. A outra mão pode tocar o final da coluna, assim fazendo um bom contato com o primeiro chacra. O segundo chacra pode ser contactado posicionando as pontas dos dedos no lado mais alto do osso púbico. Se isso for muito ameaçador para o cliente, radie energia nas partes de dentro e de fora dos calcanhares. Se pressionar levemente nas laterais dos calcanhares, provavelmente encontrará pontos macios. Estes são ótimos lugares para se radiar energia.
- **Radie energia na protuberância occipital.** Pode ajudar a quebrar velhas estruturas de pensamento e também de emoções e pode algumas vezes ajudar no controle de vícios.
- **Use cura a distância.** A cura a distância pode ser útil no tratamento de pacientes de psicoterapia nas situações em que tocá-los não seja terapêutico, indicado ou fisicamente possível.

Acredito que seja importante nos lembrarmos de que o objetivo de trabalhar com as emoções das pessoas não é curar essas emoções, mas ajudar as pessoas a liberar energeticamente o que necessita ser liberado ou deixar que elas naturalmente entrem no seu próprio equilíbrio emocional. Como a água procura o seu próprio nível, o corpo emocional também procura o seu. O seu trabalho não é consertar ninguém, mas, dada a oportunidade, as pessoas curam a si próprias naturalmente.

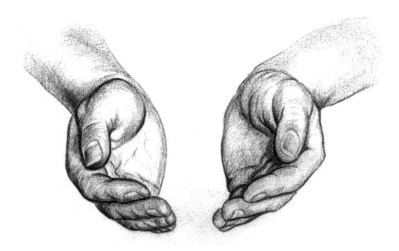

Capítulo 14

Coisas Divertidas

Parte IV — OUTROS TEMAS ESSENCIAIS

A vida é um dom, e o nosso é somente aprender a recebê-lo.

— *Lazaris*

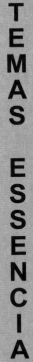
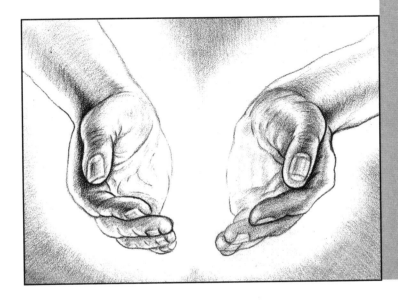

Quando eu era criança, lembro-me de sonhar acordado na escola que eu inventaria ou descobriria alguma coisa realmente maravilhosa. Logo depois, vinha certa decepção: tantas, mas tantas coisas espetaculares já haviam sido descobertas. E quem era eu para inventar alguma coisa nova?

Um dos aspectos do Toque-Quântico que realmente me fascina é que qualquer um que decida experimentar e brincar com a energia da força-vital pode descobrir e inventar novas aplicações ou técnicas. Essa experimentação não é mais do que uma brincadeira divertida e, ainda assim, muitas coisas valiosas podem ser descobertas e aprendidas.

Dividi este capítulo em três seções: "Divertindo-se com objetos inanimados", "Divertindo-se com comida" e "Divertindo-se com outras pessoas". Gosto de pensar sobre criatividade e exploração como diversão, e, mesmo assim, levo a minha diversão muito a sério. Descobertas imprevisíveis em geral levam a muitas das revoluções mais importantes. Assim, eu os encorajo a brincar com essas sugestões, divertir-se, e fazer as suas próprias descobertas; e quando aprenderem alguma coisa nova, escrevam-nos para nos contar o que descobriram. Temos uma publicação eletrônica gratuita mensal em que dividimos histórias, descobertas, novas ideias e, claro, notícias. Por favor, mandem mensagens eletrônicas para nós por meio do endereço mails@quantumtouch.com para se inscreverem. Agora, se estiverem prontos, vamos brincar.

Divertindo-se com objetos inanimados

Cintos e Luvas

Pegue um cinto comum de couro e segure-o gentilmente sobre as têmporas de um amigo, como uma bandana. Ponha o polegar, o indicador e dedo médio de cada mão (a posição tripé) diretamente sobre as têmporas e o radie energia no cinto por uns dois minutos. Em seguida, radie energia diretamente sobre as têmporas, desta vez sem o cinto. Fiz esse pequeno teste muitas vezes e descobri que as pessoas capazes de sentir a energia, quando são tocadas diretamente, não a sentem através do cinto.

O couro possui uma propriedade intrigante e extremamente interessante: só absorve a energia da força-vital, porém não a libera. Não importa quanta energia se radie em um cinto de couro comum, pois, por experiência própria, ninguém é capaz de "enchê-lo de energia". Ou seja, não importa quanto tempo se gaste radiando energia no couro, este nunca chega ao ponto em que a energia começa a passar através dele ou comece a radiar do outro lado.

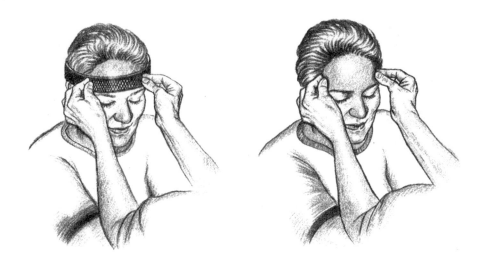

Essa pequena e, aparentemente, insignificante fagulha de informação pode ser muito valiosa quando conduzimos testes cegos. Nesse caso, teríamos praticantes sem nenhum treino vestindo luvas de couro fino e isso bloquearia de fato as propriedades de cura da força-vital no ambiente. O benefício de "sessões com luvas" seria, portanto, testar o efeito placebo.

Nós também testamos luvas de borracha da mesma maneira que cintos de couro e descobrimos que apenas uma fração da energia passa através das luvas. Embora seja difícil ser exato, o consenso é de que apenas cerca de um terço da energia consegue penetrar a luva. Também deve ser mencionado que *nylon* grosso e poliéster são capazes de bloquear energia tanto quanto o couro. Não sei se existem quaisquer implicações para a saúde de quem veste *nylon*, poliéster ou couro, mas acredito que seja digno de nota.

Visto que o couro foi vivo um dia, talvez essa capacidade de absorção de energia seja um tipo muito ineficaz de cura. Isso pode soar excessivamente imaginativo, mas quando os leitores passarem os olhos na minha experiência com um violino, talvez reconsiderem.

Divertindo-se com o *seu* violino sofisticado ou Stradivarius

Tenho um violino, com cordas de *nylon,* há trinta e cinco anos, o qual possui um som excelente, claro e vívido. Certo dia, tive a grande ideia de radiar energia na madeira do meu violino. Como já devem ter percebido, gosto de experimentar coisas novas. Talvez soe um pouco estranho, mas já fui acusado de coisas piores. Quando radiei energia por cerca de dez minutos não pude sentir nenhuma conexão energética, quer dizer, parecia que a madeira não estava respondendo à energia. Isso é o que chamei anteriormente de "bloqueamento". Então, pouco a pouco, comecei a sentir um campo de

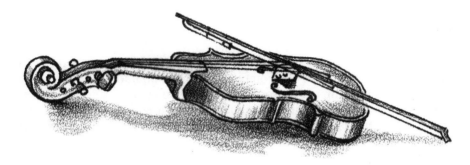

energia aumentando devagar entre minhas mãos e a madeira. Após cerca de quinze minutos, eu havia radiado energia em toda a parte da frente e de trás do violino. Mal podia esperar para tocá-lo e ver que excelente som eu conseguiria. Virei-o e toquei um acorde. Em vez de ouvir aquele som maravilhoso que ele possuía, ouvi um "tuc", como se o instrumento estivesse cheio de água. Não importa o que eu tocasse, soava como se estivesse tocando um violino de 20 dólares, cujas cordas não trocava há dez anos.

A minha primeira reação foi de felicidade por pensar que eu realmente poderia causar um efeito daqueles na ressonância da madeira. A reação seguinte foi de negação, que isso não poderia ser verdade. Fiz uma limpeza no violino e saí para comprar cordas novas, achando que tinha de ter sido minha imaginação. Depois de três dias instaladas as cordas, afinei cuidadosamente o instrumento com o afinador elétrico e achei que agora ele deveria soar normalmente, porque eu, com certeza, inventara tudo isso. As cordas novas soaram apenas uns 5% melhor que as velhas. A minha terceira reação foi de desgosto: "Meu Deus, matei o meu violino".

Depois de pesquisar o preço de um violino novo e decidir que não era uma opção viável, usei um velho truque de fabricantes do instrumento. Apoiei o instrumento no alto-falante de um sistema de som e deixei a música reverberar na madeira toda vez que saía de casa, por meses a fio. O violino começou a soar bem de novo. Acredito que agora esteja pelo menos tão bom quanto no começo. Talvez esteja melhor ainda, mas não tenho certeza.

Assim como em muitas descobertas, o descobridor fica com muito mais perguntas do que respostas. A minha melhor teoria é a de que a energia de alguma forma alterou a posição das moléculas de água, afetando assim a ressonância da madeira, causando o som de encharcamento. Talvez a energia estivesse tentando ressuscitar a madeira, de modo similar às luvas de couro.

Um comentário final. Note-se que o título desta seção tem o possessivo *"seu"* destacado intencionalmente; eu não vou tentar fazer isso com meu violino novamente!

Divertindo-se com água e comida

Energizar a água

Se alguém quisesse enviar energia da força-vital para cada uma da sua centena de trilhões de células, tudo o que teria a fazer seria energizar a água e bebê-la. Energizar água ou qualquer outro líquido é algo bem fácil de fazer. Usando ambas as mãos, basta segurar o copo ou garrafa com as palmas ou as pontas dos dedos, de maneira que a mão esquerda e direita se toquem, e em seguida radiar energia na água por alguns minutos ou por mais tempo. Essa posição das mãos força a energia a passar pelo líquido que está entre as mãos.

Dois físicos explicaram-me que a água tem a habilidade de alterar as suas ligações de hidrogênio e pode sustentar uma variedade infinita de estruturas. Acredito que o Toque-Quântico funciona no nível subatômico da matéria, o que poderia explicar como tal fenômeno seria possível.

A água muda de paladar quando a radiamos com energia e a medida dessa mudança dependerá da origem da água e da carga energética nela colocada. Por alguns anos, energizei um, entre dois copos de água, quando ninguém estava olhando e, depois os dei às pessoas e pedi que experimentassem a água de ambos os copos e me dissessem o que haviam notado. Sem nenhuma influencia direta ou indireta, elas sempre usavam as mesmas palavras para descrever a água que tinha sido energizada: "mais sedosa", "mais macia", "mais sabor", "menos metálica", "menos gosto de cloro" e, ocasionalmente "mais grossa" ou até "densa como xarope".

Alguns anos atrás, eu estava documentando sessões de Toque-Quântico nos times masculino e feminino de basquete da Universidade da Califórnia em Santa Cruz, onde uma sessão de em média dez minutos reduzia os níveis de dor em 50%. Certo dia, duas jogadoras reclamaram em altos brados de como a água estava com gosto ruim. Elas tinham enchido as garrafas plásticas com água do bebedouro e faziam cara feia e comentários negativos cada vez que bebiam água das garrafas. Pedi a uma delas para que me deixasse tentar ajudar. Radiei energia em uma garrafa por mais ou menos dois ou três minutos. Quando terminei, ela me pegou a garrafa das mãos e deu um gole. "Não está bom", disse. Então, tomou um gole da garrafa da amiga e fez uma cara realmente feia, seguida de mais e mais comentários de um tipo que não repetirei aqui. A amiga dela também bebeu água das duas garrafas e teve as mesmas reações.

Para que conduzissem o seu próprio experimento, elas chamaram duas outras jogadoras que estavam na quadra e, sem nenhuma explicação, ofereceram as duas garrafas: "Provem da água dessas garrafas e digam o que acham". As duas mulheres provaram a água e a reação delas foi exatamente a mesma das duas que me haviam observado energizar as garrafas. Elas todas disseram que a água energizada não era gostosa, mas quando experimentaram a água não energizada, todas fizeram cara feia e comentários negativos.

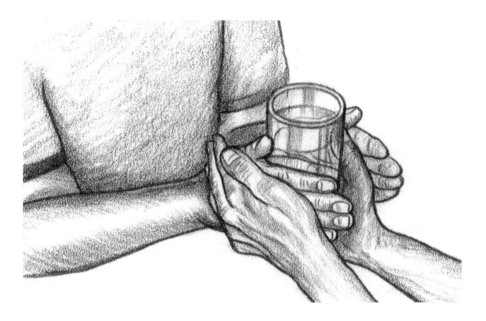

Energizar a água com alguém que você ama

Aqui vai uma pequena variação do tema. Você e um amigo podem energizar juntos o mesmo copo de água. Utilize a técnica das mãos sobrepostas que descrevi anteriormente. Quando duas pessoas energizam a água juntas, acontece um efeito sinergético maravilhoso que é maior que a soma das partes. Quando acabarem, bebam da mesma água que energizaram. Esse pode ser um lindo ritual, bênção ou prece.

Energizar vinho

Energizar vinho pode ser muito divertido. Descobri que é mais fácil fazê-lo no tipo branco que no tinto. Por muito tempo, as pessoas disseram que o ressaibo tinha sido sensivelmente reduzido quando o vinho branco fora energizado e a maioria disse que gostou da diferença. Um dia, por curiosidade, fui a uma vinícola e pedi à atendente que servia o vinho que me ajudasse a entender no que as pessoas estão interessadas quando degustam um vinho. Ela serviu diferentes tipos e me falou sobre o buquê, a complexidade, o ressaibo e assim por diante. Pedi-lhe se poderia provar o vinho que eu energizasse e me dizer o que achava. No príncipio, ela recusou, alegando ter certeza de que nada mudaria. Acabei implorando a ela que me ajudasse a superar quaisquer ilusões de que seria capaz de alterar o sabor do vinho.

Ela provou cuidadosamente por duas vezes cada amostra, comparando as energizadas com as não energizadas. Provou todas as amostras por uma segunda vez para ter certeza de suas descobertas antes de me fazer a seguinte pergunta: "Tem ideia do que fez? Percebe o que acabou de fazer?" "Não, por favor me diga", pedi. "Destruiu a complexidade desse vinho e também quase extinguiu o ressaibo." "Isso é bom?", perguntei. "NÃO! Isso é ruim, muito ruim!" Apenas para ter certeza de que ela realmente havia dito a verdade, brinquei com ela, levantando os braços e disse: "Se preferir, posso energizar todas as garrafas de uma vez". Ela imediatamente começou a falar alto, a mexer os braços e gritar: "Não, não faça isso!".

Suco de toranja

É divertido radiar energia em suco de toranja porque ele tende a perder o ressaibo característico. A maior parte das pessoas gosta do ressaibo e não gosta tanto do suco quando energizado, mas é divertido sentir a diferença.

Gaseificação

Algumas crianças me mostraram como conseguem anular a gaseificação de refrigerantes e também remover a maior parte do sabor adocicado quando radiam energia neles. Achamos que também alguns adultos conseguem o mesmo.

Radiar energia em comida ou bebidas e vitaminas

Vá em frente e energize a sua comida, bebidas e suplementos nutricionais. Junte as mãos sobre a comida e radie energia. O campo vai energizar a comida. Vá em frente e energize as vitaminas da mesma forma. Se você costuma abençoar a comida, pode incluir a energização como parte da bênção.

Divertir-se com outras pessoas

Carga mútua de energia do chacra

Essa é uma bela técnica de cura e equilíbrio em que ambas as pessoas estão dando e recebendo ao mesmo tempo. Energizar os chacras mutuamente pode ser uma maneira maravilhosa de amar, relaxar, vivenciar cura ou mergulhar em incríveis estados alterados de consciência.

Com um pouco de prática, essa técnica pode tornar-se a predileta para casais ou amigos que desejam ter novas experiências. Para que essa técnica seja eficaz, é preciso que ambos saibam radiar energia e trabalhar os chacras como descrito nos capítulos 5 e 6. Quanto mais eficiente em radiar energia forem as pessoas e quanto mais tempo permanecerem na posição (tanto tempo quanto seja confortável), melhores serão os resultados.

Na posição ilustrada, cada pessoa faz girar o seu próprio primeiro chacra e radia energia por meio das mãos diretamente nos pés da outra pessoa. Quando ambas sentirem que conseguiram gerar uma carga grande de energia, então será hora de seguir para o segundo chacra. Continue sucessivamente até o sétimo chacra e depois trabalhe do oito ao doze.

Se a posição não estiver confortável, movimente-se até consegui-lo. Permanecer em uma posição desconfortável pode causar dor nas costas. Como essa posição é em geral esquisita, não há lugar exato para pôr as pernas e os braços. *Mantenha a respiração!*

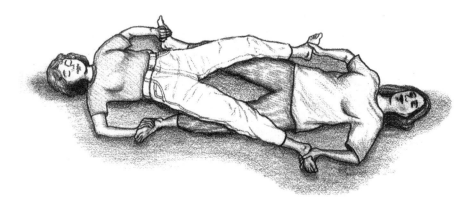

A Estrela do Sol

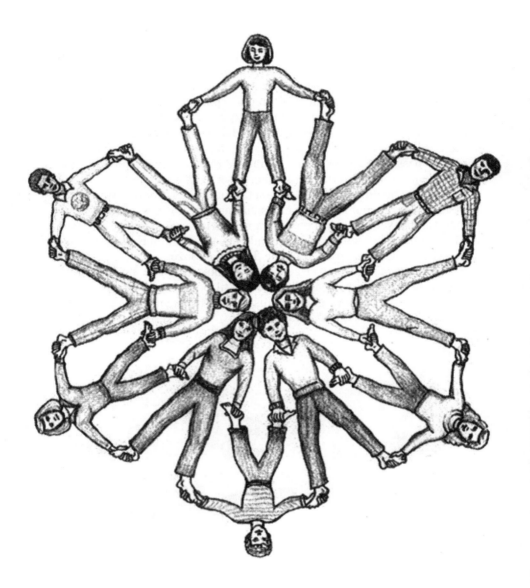

Aperte o cinto e prepare-se para decolar. Inventei uma técnica de cura em grupo que chamo de Estrela do Sol, e as pessoas que usam essa técnica têm experiências maravilhosas e profundas. Muitas relataram que a experiência as levou a estados incrivelmente silenciosos de consciência, experiências espirituais ou experiências vividas fora do corpo. Poucas comentaram que as mudanças ocorridas nos seus corpos foram extremamente desconfortáveis nos primeiros cinco ou dez minutos, antes de elas começarem a se sentir bem. Cada pessoa dentro do círculo tem que se comprometer a usar a técnica por pelo menos quinze minutos, ou mais.

Encontre um número par de pessoas e as disponha como ilustrado na página anterior. Cada pessoa está enviando energia por meio das mãos diretamente nos pés de duas outras pessoas. Pode-se usar tonagem em grupo, vórtice, técnicas para os chacras, ressonância ampliada e, claro, respiração fogosa. Quanto mais experiente e poderoso cada membro do grupo for, mais espantosos serão os resultados. A sinergia de tantas vibrações diferentes sendo misturadas entre si fazem dessa técnica uma experiência incrível e deliciosa. Além disso, a Estrela do Sol é muito divertida.

Abraçar um parceiro

Algo tão simples quanto abraçar uma outra pessoa, seja em pé ou deitado, pode adquirir uma nova coloração e novo significado se ambas estiverem radiando energia através do corpo e por meio das mãos enquanto se abraçam. Quanto mais tempo estiverem abraçados, mais energia é trocada.
Lembre-se de manter a respiração!

Sexo – Como fazer uma coisa boa ainda melhor

Praticar essa técnica com o seu amante pode trazer uma nova dimensão de prazer para esse trabalho. É uma excelente maneira de conectar, liberar estresse e afinar-se um com o outro de modo que as suas vibrações sejam mais compatíveis. Quando ambas as pessoas sabem como radiar energia, o Toque-Quântico pode prolongar o prazer sensual e intensificar experiências íntimas de orgasmo para uma vida sexual mais dinâmica e excitante. Radiar energia também funciona muito bem nas preliminares. O importante é praticar juntos. Quando fizer isso, estará naturalmente curando e dividindo energia.

Abraço grupal

Até mesmo o comum "abraço grupal" pode tornar-se algo especial se todos estiverem usando o Toque-Quântico para radiar energia por meio das mãos enquanto durar o abraço. Lembre-se de manter a respiração. Isso funciona ainda melhor quando se está descalço e gentilmente se põe a frente do próprio pé sobre os dedos da pessoa próxima, de maneira que todos fiquem conectados. Tente pousar as mãos na parte de baixo do pescoço (na espinha), ou no meio da parte inferior das costas.

Trabalhe com aquilo que você conhece

Pegue qualquer técnica de cura e combine-a com o Toque-Quântico. Praticantes de acupuntura disseram-me que radiar energia nos pacientes depois de inseridas as agulhas transformou a sua prática. Reflexologistas também ficaram similarmente impressionados ao combinar o Toque-Quântico com a reflexologia. Utilize o que souber.

O ponto mais importante deste capítulo é libertar o leitor para que se divirta e experimente a energia. Uma amiga me disse que as outras pessoas que trabalham na firma ficam enciumadas porque, quando o seu chefe distribui rosas para todos os funcionários, a sua rosa dura muito mais que as outras. O seu segredo é radiar energia na flor e na água. Vá em frente e experimente, mesmo como brincadeira, e depois me conte o que descobriu.

Capítulo 15
O Futuro da Cura Energética

Parte V

Energia é a substância real por trás do aparecimento da matéria e das formas.

– Dr. Randolph Stone

A VISÃO

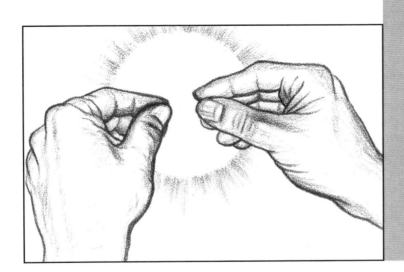

Imagine

Acredito que esta seja uma boa hora para partilhar um sonho que acarinho há mais de vinte anos e, neste tempo essencial, talvez esse sonho possa deitar raízes e manifestar-se. Em uma parte profunda de mim mesmo, como uma oração silenciosa, tenho guardado essa visão perto do meu coração. Imagino um futuro em que a força-vital seja universalmente aceita como real – real no mesmo sentido em que aceitamos o magnetismo ou a gravidade. Enquanto existem uma crescente percepção popular sobre ki, chi e prana, no meio científico a energia da força-vital é ainda considerada pouco mais que mito ou folclore.

Venha então juntar-se ao meu sonho e considere o que o mundo seria se existisse um consenso de que a força-vital é real. Ter novas ferramentas para medir e avaliar o impacto da força-vital seria como colocar um novo par de óculos com o qual olhássemos para o mundo. Todas as facetas da vida poderiam ser vistas em termos de aumento ou diminuição da força-vital e muitas novas escolhas poderiam ser feitas. Para dar alguns exemplos:

- Quando a força-vital for considerada real, imagino um novo ramo da ciência que seria chamado de "Ciência da Força-Vital", e que seria estudado vigorosamente em qualquer faculdade ou universidade de prestígio. Descobertas seriam feitas em uma velocidade extraordinária e a aceitação da energia que diferencia o que está vivo do que está morto seria finalmente reconhecida. O entendimento de que a consciência afeta a matéria por meio do funcionamento da força-vital teria um profundo impacto nas pesquisas de física, química, biologia, medicina e psicologia.

- Quando a força-vital for considerada real, vejo curadores trabalhando em todos os hospitais, em todas as salas de emergência e em todas as ambulâncias. Grupos de curadores poderiam trabalhar em pacientes várias vezes por dia. O dr. Norman Shealy sugeriu que pacientes em condições críticas poderiam receber sessões de Toque-Quântico em grupo. Sessões de cura seriam dadas rotineiramente antes, durante e após cirurgias. Pelos padrões atuais de recuperação de pacientes, a cura se pareceria com algo como ficção científica. Quando as companhias de seguro fizessem os cálculos de quantos bilhões estariam economizando ao custear sessões de Toque-Quântico, tenho a impressão de que veríamos esse trabalho implementado.

- Vislumbro o dia em que toda criança aprenderá a fazer trabalho de cura na pré-escola. Quando uma criança caísse e se machucasse, as outras, naturalmente realizariam sessões de cura. Se uma criança fosse hiperativa e causasse problemas durante a aula, em vez de puni-la, o professor poderia perguntar aos outros colegas quem, entre eles, estaria disposto a dar amor àquela criança. Ao chegar ao fim do processo de escolaridade formal, todos seriam curadores poderosos e incríveis.

- Quando a força-vital for aceita, a minha expectativa é de que todas as equipes esportivas profissionais viajem com uma equipe de praticantes eficientes. Não há dúvidas de que esse trabalho irá diminuir o tempo de cura dos ferimentos.

- Posso imaginar o trabalho de cura da força-vital sendo amplamente empregado em países desenvolvidos, bem como nos do Terceiro Mundo.

- Finalmente, posso imaginar que haverá revoluções nesse tipo de trabalho que hoje sequer posso começar a conceber.

Em nossos dias, os cientistas parecem ser os modernos sacerdotes que dizem ao mundo o que é e o que não pode ser, e eu acredito que podem existir muitas vantagens em trabalhar com um modelo científico em que nem o pesquisador nem o paciente saibam quem está recebendo o verdadeiro medicamento. Cientistas céticos são rápidos em destacar que essa "assim chamada energia" de que gostamos de falar não é, na verdade, energia, porque não existe nada acontecendo no plano físico. "Trabalho" é um termo preciso que os físicos empregam para descrever como a energia afeta a matéria. Numerosos experimentos feitos pelo dr. Bernard Grad da Universidade McGill em Montreal nos anos 60 mostraram que, além de outros efeitos, curadores foram capazes de provocar uma pequena, porém mensurável, diminuição da tensão superficial da água. Mudar as características de moléculas de hidrogênio e afetar a tensão superficial é claramente uma demonstração de "trabalho" no plano físico.

Mais recentemente, o dr. Glen Rein, Ph.D., e diretor do Laboratório de Pesquisas em Biologia Quântica em Northport, Nova York, fez experimentos similares, mostrando que curadores foram capazes de causar o enrolamento mais apertado ou mais solto de amostras de DNA, baseados na intenção do praticante. Acredito ser apenas uma questão de tempo para que provemos conclusivamente que aquilo que chamamos "energia" é verdadeiramente energia, até mesmo do ponto de vista da física.

Creio, igualmente, ser necessário provar que a força-vital não é um fenômeno psicológico. Para esse teste, vamos chegar nas universidades e dizer a eles que temos uma "terapia placebo" que está conseguindo, estranhamente, bons resultados e que nós gostaríamos de entender o "mecanismo psicológico". Um teste simples poderia ser concebido para trabalhar com pessoas que extraíram recentemente o dente do siso. Um grupo receberia uma sessão real com as mãos colocadas suavemente sobre o maxilar. Um segundo grupo receberia uma sessão idêntica com um praticante sem nenhum treinamento, e um terceiro grupo não receberia sessão alguma. Existem novos tipos de drogas que são capazes de bloquear a parte do cérebro que controla as sugestões, placebo ou hábito de funcionamento. Algumas das cobaias receberiam essas drogas. Na minha opinião, o resultado desses experimentos mostraria que a cura não se deu em razão de um mecanismo psicológico. Então, quando surgir a pergunta acerca de qual mecanismo poderia ser responsável pelos resultados, poderemos repetir os trabalhos do dr. Bernard Grad ou do dr. Glen Rein e mostrar que existe uma força física envolvida.

Se um fenômeno não é atribuído a um mecanismo psicológico e é causado por uma força energética, temos agora um argumento para discutir o estabelecimento de um novo ramo da ciência. Gosto de pensar nisso como a "Ciência da Força-Vital", já que o nome é universal e incluiria a miríade de modalidades de cura natural.

Mesmo que isso possa parecer extremamente autoevidente e óbvio para os praticantes de trabalho energético, por razões políticas, religiosas, sociais e econômicas, essas conclusões permanecem um mistério para a cultura em geral. Só posso imaginar o quão maravilhoso seria sentir-se vivendo em um mundo onde a força-vital fosse não apenas reconhecida, mas abraçada e prestigiada.

Quando a força-vital for considerada real, teremos novas lentes através das quais veremos o mundo. A maneira pela qual cultivamos o que comemos será avaliada em termos de como nossa força-vital é afetada. A educação será avaliada pela forma como os processos criativos e cheios de amor irão intensificar a força-vital da criança. O valor da ioga, pranayama, tai-chi e outros vários tipos de trabalho corporal pode adquirir nova importância. Nós podemos ver como a risada, a expressão honesta das emoções e o impacto do amor, cuidado, candura e contato melhoram a força-vital. Quando considerarmos a força-vital como real, viveremos em um mundo que poderá mudar as suas prioridades e ser um lugar mais saudável e com muito mais satisfação para todos nós.

Vislumbro o dia em que curar se torne uma habilidade universal, e a quantidade de dor e sofrimento no planeta seja reduzida a uma pequena fração do que vemos hoje. Vi famílias sendo unidas pela prática de curarem uns aos outros. Prevejo o dia em que a família da espécie humana se tornará unida por meio do poder inato e universal de amarmos um ao outro com o uso dessa energia que cura.

Índice Remissivo

Acupuntura 16, 30, 183
Amor 16, 19, 27, 30, 33, 35, 39, 40,
  63, 70, 74, 85, 89, 91, 92, 94,
  104-107, 146, 168, 169, 175,
  180, 184, 186-188
Animais 11, 27, 31, 149, 151, 152,
  154, 155

Carga 16, 88, 158, 178, 181
Carpal tunnel 105, 140, 152
Chacras 88-101, 103, 171, 181, 183
Chi 30, 186
Choques 21, 24
Cirurgia Oral 147
Comida 28, 155, 174, 178, 180
Coração 8, 17, 78, 90, 97, 142, 143,
  145, 149, 186
Corrente de Energia 103
Costas 8, 10, 11, 20, 22, 33, 54, 64,
  71-73, 76, 96, 115, 124, 125,
  126, 128, 132, 133, 134, 146,
  152, 155, 164, 165, 184, 186
Cotovelo 72, 140
Couro 67, 175, 176, 178
Crânio 21, 108, 115-119
Crença 40, 84, 102, 108
Crianças 15, 16, 32, 33, 39, 77, 102,
  162, 180

Desmaios 50
Dor 7, 8, 10, 13, 20, 24, 27, 35,
  53-55, 56, 59-73, 75, 78, 79,
  82, 83, 93, 104, 105, 124, 126,
  128, 148, 149, 152-155, 157-
  159, 163, 169, 177, 179, 180,
  183, 186, 188

Emoções 73, 74, 83, 98
Endócrinas 143
Energia 4, 5, 7, 8, 9, 11, 20, 22, 23,
  24, 26, 27, 30-33, 35, 39, 40,
  41, 42, 44, 45, 47, 48, 50-54,
  56, 59, 62-79, 81-94, 98-106,
  108-111, 115, 119, 120, 122,
  124-129, 131, 132, 134-136,
  138-143, 145-149, 152, 154,
  155, 157, 161-172, 174-181,
  183, 184-188
Enxaquecas 136
Espinha 21, 22, 23, 54, 90, 105,
  120, 125, 126, 127, 128, 132,
  187
Estrela do Sol 181, 183

Força-Vital 5, 9, 11, 25, 29, 30, 31,
  32, 33, 35, 40, 41, 48, 52, 67,
  71, 82, 104, 159, 188

Garganta 152, 73, 90, 152, 153

Ílio 110, 111

Imunológico 32, 76, 143, 153

Intenção 40

intenção 16, 35, 40, 45, 46, 51, 52, 64, 77, 82-84, 87-89, 98, 106, 109, 122, 124, 163, 165, 187

kahunas 30, 48
ki 186

Lazaris 27, 89, 100, 173
Lesão 9
Lesões 77, 140

Mana 30, 48

Mãos 4, 9, 10, 15, 16, 20, 21, 23, 24, 27, 33, 37, 38, 40, 42, 44-59, 63, 64, 67, 68, 70, 71, 73, 74, 75, 78, 79, 82, 83, 85, 87, 88, 89, 92, 93, 94, 98, 99, 100, 102, 103, 105, 109, 110, 111, 115, 124-129, 132, 133, 134-140, 142, 146, 148, 152, 155, 158, 164, 165, 168, 171, 173, 178, 179, 180, 183, 184, 186, 188

Massagem 9, 16, 67, 77, 109, 125

Medicina 5, 8, 9, 37, 94, 152, 186

Mente 16, 47, 84, 165

Ombro 9, 21, 44, 45, 46, 47, 49, 53, 56, 73, 143, 146, 161

Ondas Cerebrais 159, 160, 161

Órgãos 15, 16, 24, 56, 89, 93, 134, 158, 178

Ossos 15, 16, 20, 21, 22, 24, 33, 78, 105, 108-111, 115, 116, 119, 120, 161, 170, 187

Osteoporose 22

Ovários 142, 143

Pescoço 11, 42, 46, 54, 64, 72, 73, 122, 124-127, 129, 132-134, 146, 147, 158, 186

Picadas de abelha 135

Pineal 143

Pituitária 143

Polaridade 8, 9, 16, 21

Postura 11, 21, 40, 67, 78, 107, 158, 159, 188

Prana 30, 48, 186

Praticantes 9, 15, 16, 27, 35, 39, 56, 59, 63, 64, 65, 66, 77, 78, 82, 93, 152, 175, 183, 186, 188

Psicoterapia 171

Psoas 120, 129

Quadris 21, 110, 111, 112, 113, 120, 126, 132, 133

Quiroprática 10, 16, 109

Reiki 9, 10, 16, 59, 77

Rein 187, 188

Relaxamento 85

Respiração 15, 24, 27, 28, 30, 35, 40, 48-52, 54, 57, 58, 59, 64, 65, 66, 69, 78, 82, 83, 85, 89, 90-94, 98, 100, 101, 103,-106, 109, 111, 119, 122, 125, 135, 138, 149, 151, 162, 163, 168, 170, 183, 186

Respiratório 92

Ressonância 11, 25, 26, 27, 28, 35, 54, 64, 65, 67, 79, 82, 84, 85, 86, 93

Rins 135, 142, 143

Roupas 66, 67

Sanduíche 53, 67, 93, 103, 153, 173, 174, 175, 176, 177, 183, 184, 188

Sensação 40, 41, 42, 44, 45, 48, 50, 51-53, 56, 57, 58, 59, 64, 67, 68, 70, 71, 74, 82, 87, 88, 89, 90, 91, 98, 99, 100, 101, 111, 124, 126, 127, 128, 146, 162

Sessões 9, 20, 23, 40, 45, 48, 50, 59, 63, 64, 65, 66, 67, 69, 70, 73, 75, 77, 82, 84, 85, 86, 91,

92-94, 97, 99, 100, 101, 124, 125, 137, 148, 149, 152, 153, 154, 155, 163, 168, 169, 175, 178, 186

Sexo 94, 145, 188
Sinergia 35, 161, 183

Teorema de Bell 158
Terapia sacro-craniana 10
Timo 143
Tireoide 142, 143
TMJ 68
Tonagem 98, 99, 183
Toque-Quântico 3, 4, 7, 8, 9, 10, 11, 13, 15, 16, 17, 20, 22, 24, 25, 27, 28, 33, 34, 35, 36, 39, 40, 45, 48, 49, 50, 51, 52, 56, 59, 62, 63, 64, 65-69, 70-74, 76-79, 82, 83, 84, 85, 86, 88, 92, 96, 97, 100, 101, 103, 105, 108, 114, 117, 118, 122, 134, 151, 154, 155, 161, 162, 165, 167, 168, 170, 175, 179, 186, 187

Tripé 68, 122, 124, 133, 147, 179

Varredura 45
Vértebras 22, 23, 120, 122, 125, 136
Vibracional 147
Vinho 179, 180
Visão 11, 72, 77, 137, 146, 158, 185

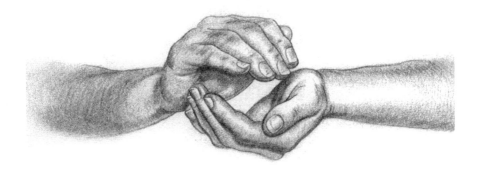

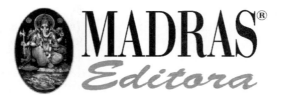

Para mais informações sobre a Madras Editora,
sua história no mercado editorial
e seu catálogo de títulos publicados:

Entre e cadastre-se no site:

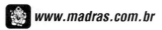 www.madras.com.br

Para mensagens, parcerias, sugestões e dúvidas, mande-nos um e-mail:

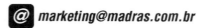 marketing@madras.com.br

SAIBA MAIS

Saiba mais sobre nossos lançamentos,
autores e eventos seguindo-nos no facebook e twitter:

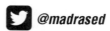 @madrased

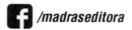 /madraseditora